手诊·手法整骨

诊治骨关节脱位、半脱位、错位

（第2版）

（赠光盘）

赵玉学 主编

辽宁科学技术出版社

·沈阳·

主编 赵玉学

编委 赵翠芹 赵 亮 张晓军 张 敏

图书在版编目（CIP）数据

手诊·手法整骨诊治骨关节脱位、半脱位、错位/赵玉学主编.—2版.—沈阳：辽宁科学技术出版社，2021.10
ISBN 978-7-5591-2016-8

Ⅰ.①手… Ⅱ.①赵… Ⅲ.①关节疾病—中医诊断学 ②关节疾病—中医治疗学 Ⅳ.① R274.943

中国版本图书馆 CIP 数据核字（2012）第 059030 号

出版发行：辽宁科学技术出版社
　　　　　（地址：沈阳市和平区十一纬路 25 号 邮编：110003）
印 刷 者：辽宁新华印务有限公司
经 销 者：各地新华书店
幅面尺寸：170mm×240mm
印　　张：14.5
字　　数：280 千字
出版时间：2014 年 6 月第 1 版
　　　　　2021 年 10 月第 2 版
印刷时间：2021 年 10 月第 2 版第 4 次印刷
责任编辑：寿亚荷
封面设计：刘冰宇
光盘制作：刘立克 王珏林 刘美思 王沛涵
插图绘制：杨怡然
责任校对：王玉宝

书　　号：ISBN 978-7-5591-2016-8
定　　价：70.00 元（赠光盘）

联系电话：024-23284370 13904057705
邮购热线：024-23284502
邮　　箱：1114102913@qq.com

内容提要

手感诊断（简称手诊）似乎是不可思议又很神奇，虽然难以掌握，却是在临床诊断疾病的实践中不可或缺的检查手段。本书揭示了手诊的可行性及其理论依据，全面阐述了依据手诊和手法整复诊治全身骨关节脱位、半脱位及错位的方法。翔实地记述了各关节的解剖、病理、病因、病机、临床表现与诊断，重点以文字和200余幅插图详解各骨关节脱位、半脱位及错位的手法复位的治疗方法。配有动态 VCD 光盘，光盘中介绍了手法整复骨关节疾病的方法，还介绍了颈椎、胸椎、腰椎、上肢、下肢关节脱位、半脱位、错位的手法治疗。

今盛之，斷乞
恳科許了法
学而弘峯

金陵乘清
兴，偶看竹
剪剪梢修竹
如画寄奇龙

再版前言

手感诊断与手法整骨是对关节损伤诊治观念的一次革命，正如前页的题词："手感诊断是骨科诊断学的创举""手诊·手法整骨乃骨关节损伤诊治的奇葩"。它既不用传统的检查方法来诊断，也很少依赖影像学的技术来辅助。治疗方法简便，依据解剖学、病理解剖学、病理生理学及发病机制，以西医整骨方法为主，吸收中医整骨精华，取缔不必要的药物治疗，大大缩短了病程，减轻病痛，节省医疗费用，深受医患欢迎和好评。

本书第1版很受广大读者青睐，一印再印，现已印刷了第3次。一些同道携文前来求教和商讨，学习手诊和手法整骨。有的患者持书从四面八方千里迢迢来救治自己的顽症，我非常感谢他们的信任。我也感谢辽宁科学技术出版社对本书第1版的出版、发行付出的劳动和认真负责精神，他们特地刻制光盘，弥补文字没有动态表达的不足，有利于读者的理解和操作。

7年转瞬间，笔者不断临床实践和钻研骨关节损伤，对手感诊断与手法整骨有了更深的体会和认识，为此对第1版进行修订和扩充，完成此书的第2版。在治疗骨盆损伤与骶髂关节错位、半脱位中，除病例多外，更让人困惑的是反复复发，患者和医生都不满意。为此笔者查阅一些国内外文献和参考书，并运用于临床实践，确实有了一些成效，故在第2版中增加一章，专门讨论骨盆损伤与骶髂关节错位，从骨盆的解剖结构、病因、病理、发病机制以及手诊手法整复，详尽地阐述了骨盆与骶髂关节损伤的诊断和治疗。骨关节损伤除关节位置改变外，尚有肌腱、韧带及神经、血管等软组织损伤，故除整骨治疗外，还增加一些理、化疗法。

本书可以看作是作者行医看病的记事，也是医患友好合作交流的笔录，让笔者晚年从医的愉悦与广大患者病愈后的幸福感融合在一起而渗透到书中的字里行间。

愿手感诊断和手法整骨发扬光大，有意者我可义务传授，让这小小的奇葩在骨科传统诊疗学基础上绽放盛开，为救死扶伤的医疗事业做出些许贡献。

赵玉学
2021 年 8 月

第1版前言

在骨科门诊和基层医疗单位，脊椎病和四肢关节疼痛的病例占有相当大的比例，属于常见病、多发病，使广大患者长期忍受着巨大痛苦，他们反复就医，长期治疗，但疗效不令人满意。这是对医务工作者的挑战，也是我们骨科医生不可推卸、责无旁贷的责任。

作者在30多年手法诊治骨关节创伤性疾病中很少利用影像学检查，基本不用药物治愈数十万病例，积累了丰富的手法诊治经验，同时吸取了古今中外先辈、专家学者的精华而编写成本书。

本书仅对骨关节脱位、半脱位、错位的病因、病机、诊断及手法复位予以阐述和探讨。本书共13章。第一章为绪论，对骨关节创伤性疾病的诊断、病因等相关问题进行分析和论述。第二章阐述了手诊的产生和理论依据以及在临床诊断学上的价值。第三章为骨关节脱位的概述，是骨关节脱位的总论，包括骨关节脱位的定义、病因、病机、分类、临床表现、并发症及治疗原则。第四章至第十三章按脊柱及四肢的骨关节顺序把常见的和易发的脱位、半脱位和错位的有关解剖、病理、病因、发病机制、症状体征、诊断和手法整复加以叙述，并利用大量图解展示手法复位的过程，以助读者理解。

本书简明扼要，是骨科医生及广大基层医务工作者处理骨关节损伤的得力助手和指导资料。掌握了手诊及手法整骨后处置骨关节损伤可以说得心应手，免去了一些不必要的检查和药物治疗。

在此，我特别要感谢那些从四面八方涌入我小小诊室的、信任我的患者。在他们面前，我永远是个实习生，对他们傲慢和不恭是不对的，他们永远是我的实习老师和教科书。这本小册子不过是他们的痛苦及其解脱过程的记录而已，他们才是本书的真正缔造者。

冀望本书能对骨关节不同程度脱位的诊断、治疗有所帮助，应是笔者最大的欣慰。笔者已近耄耋之年，来日不多，在医学上没有任何建树可言，仅因多年诊治此类病例甚多，在临床实践中，总结出一些经验和教训，不愿带到骨灰盒里，仅供读者参考。由于水平有限，书中难免有错误和不足，希望广大读者和同道批评指正。

赵玉学
2014年2月

目　录

第一章　绪论

全身诸多骨关节均可发生脱位、半脱位和错位。这些常见的疾病给患者造成不同程度的伤害和痛苦。此类疾病具有普遍性和多发性。一些病例常常被误诊误治，使患者忍受长期的或终身的痛苦。

一般来说，明显的关节脱位，患者和医生都非常重视，便能获得及时治疗。然而有些半脱位、微小的关节错位以及腰背疼痛，却常常被忽视或误诊误治。其原因之一是患者对痛苦尚可忍受，还能坚持工作，之二是物理检查体征不十分明显，影像学也无显著异常改变，常被误诊为风湿关节炎、骨质增生。患者长期服用风湿类药物或骨质增生药物来缓解病痛。

通过笔者多年的临床工作，在诊治这类疾病的过程中经常受到困扰的几个问题，总结归纳如下。

一、物理检查的重要性

近年来由于科技的飞速发展，医疗仪器发展很快，特别是影像学诊断仪器层出不穷，如 CR、DR、CT、MRI，还有彩超等。作为医务工作者非常感激这些先进医疗仪器对临床诊断的重要作用。但是，因此而忽视医生物理诊查的最基本手段，不但会造成诊断、治疗上的低级错误，也会给患者带来巨大经济负担。尤其是骨关节半脱位和错位，在影像学上无明显改变，更显示出物理检查的重要性。

二、对骨关节病诊断的随意性提些看法

凡是骨关节疼痛这类疾病，被误诊为风湿关节炎和骨质增生的并非鲜见。诊断为风湿关节炎大多数没有做过任何物理检查和化验室检查，这种诊断可能受到不正规的传统医学影响。至于骨质增生或骨刺在临床诊断学上恐怕是不曾有这样的诊断，可能受影像学所见和诊断的影响。由此而产生了五花八门的抗骨质增生药物。笔者在《颈椎病诊断非手术治疗》一书中曾阐述过，增生的骨质结构与正常骨无区别，药物是无法去掉的，况且大部分骨质增生不产生疼痛等症状，即使出现症状（如骨关节炎等）也只能手术切除治疗。不顾诊断一味地贴膏药、扎针、

拔罐、小针刀、服药等都无济于事，等于误诊误治。

三、骶髂关节半脱位与骨盆形变是下腰痛常见的原因

腰痛是多发病，几乎每个成年人都不同程度地有所体验。俗话说"患者腰痛，医生头痛"，说明腰痛治疗有一定难度。笔者认为腰痛原因的复杂性和多样性，固然是诊治困难的因素，更主要的是腰痛没有得到临床上应有的重视。腰痛只是患者的主诉症状，而不是诊断。在诊断不清的情况下就盲目地、笼统地、无的放矢地治疗，大多数疾病难以有疗效，即使疼痛减轻了，也难免留下慢性腰痛的病根儿而反复发作，因此，确诊是非常重要的。在此要介绍的是除腰部本身病变引起腰痛外，骶髂关节半脱位及骨盆形变也是引起下腰痛的常见原因，其占门诊腰痛就诊的 40% 以上，应予以足够重视。骶髂关节错位及骨盆损伤诊断指标不十分明确，症状、体征不典型，影像学改变不大，给诊断带来一定困难，常常误诊为腰部劳损、腰椎间盘脱出症。

四、重视脊椎病椎间关节错位的治疗

颈椎病、腰椎病和胸椎病等脊椎疾患发病率非常之高，而椎间关节错位是此类病痛的主要病理改变和重要的临床体征。整复其错位、半脱位是治疗脊椎病的重要手段，使常见的颈肩痛和腰背劳损的治疗难题得以迎刃而解。

脊柱本是人体中轴，通过各种软组织尤其是脊髓及脊神经、自主神经内连五脏六腑，外接四肢百骸。脊椎病会引起各组织系统、各学科的相关疾病。当脊椎病得以治愈，其相关疾病即随之痊愈。因此发现脊椎椎间关节错位并予以矫正，对治疗脊椎病及其相关疾病有重要作用，从中可看到手感诊断与手法复位的临床价值。

五、对关节损伤药物治疗的一点意见

骨关节脱位类疾病用药非常广泛，药物种类繁多，有中药也有西药，不但有口服的，还有外敷的。用药物治疗此类疾患如果不做复位，那是难以获得疗效的。

第二章　手感诊断的临床价值

手感诊断简称手诊，是以手的感觉，特别是对疼痛的感知，能分辨出疼痛的部位、范围、性质、程度等诊断疾病的方法。

第一节　发现手感诊断的经过

早在 20 世纪 60 年代，笔者曾听到北京有位老医生通过手的触摸可以感知患者疼痛之说，当时认为这是不可思议的，或者说是不可能的。到 80 年代笔者在临床上摸爬滚打 20 多年后，经常诊查脊柱、四肢疼痛性的疾病，由于平时笔者诊查比较认真，触诊又是骨科检查最基本也是最重要的查体手段。在长时间的触诊过程中，早期偶尔手上对患者的疼痛有所感觉，不过是一种不确切、朦胧的知觉。经过相当长一段时间，这种感觉愈来愈清晰，后来便有意识地验证感知疼痛部位、程度、性质的准确性，与患者的主观感觉进行交流、对照，对手上不正确、不确切的感觉加以矫正。长年累月的临床诊查，反反复复地体验，手指越发敏感，对疼痛等感觉越发清楚，对疼痛的部位、范围、程度、性质等越发准确，尤其在练气功之后，对疼痛更加敏锐，只要手指接触到痛点便能明确疼痛的所在，甚至患者还未感觉到，便可告知，经常能纠正患者所指疼痛部位的不准确性。

这种检查方法曾引起同行及患者的疑惑，不少患者以怀疑的口气问："你怎么知道我疼痛？"也有患者不相信，故意考验检查的真实性，对手诊结果不予应答；一些患者认为很神，其实这（告诉他们）不过是熟能生巧而已。

第二节　手感诊断对骨关节疾病诊断的重要性

骨科的物理检查有它的特殊性，每种疾病几乎都有它特有的检查方法，这是临床医生所共识的。但是，对关节损伤以及关节错位、半脱位的诊断，以一般的骨科检查方法，有时显得无能为力。笔者用手诊对这类疾病诊断有独到之处。手诊能查到其疼痛的准确位置、范围、程度、性质（锐痛、钝痛、胀痛、酸痛等）

给予诊断和治疗可靠的依据。

手诊在某种意义上只能意会，难以言传，是一种感受、体会、感知，笔者认为疼痛产生过程是生物电反应，机体内任何活动都是电荷的运动。疾病是人体的病理过程，疼痛几乎是疾病的共同症状，故也是电的活动，有如心电、脑电、肌电等一样，如能捕捉到疼痛生物电的活动，就能感知和分辨疼痛的存在、种类、程度、性质等，这便是手诊的功能。

掌握了手诊，就如有了诊断一些疾病的一把钥匙，不但对脊柱、四肢的疾病可以定位和定性，对能反映到体表的腹痛、头痛等一些疾病也可以将其疼痛定位，这样，给予某些疾病的初步诊断或确诊很有帮助。

大多数骨关节损伤，如关节错位、半脱位无须常规影像学摄片便可以确诊，省去了很多不必要的医技科室的检查，既节省了医疗费用，也避免了一些检查的伤害（如 X 线辐射）。

疼痛是患者的主观感受，是对疾病的反应。有时主观感觉并不与客观相一致，可能误导医生的诊断和治疗。例如颈椎病可出现剧烈头痛、肩痛、背痛、四肢无力、瘫痪等，有时却缺乏颈部症状，因而常常对颅脑、胸椎、腰椎进行各种检查；也有因颈椎病头痛、眩晕、肩痛、瘫痪而按血管神经性头痛、眩晕症、肩周炎、脑血栓等长期治疗者。如果能对颈椎进行认真的手法检查，确诊并非困难，这便是手诊的魅力。

一般情况下，疼痛在某种意义上可以是疾病的同义词，知道了疼痛部位、性质、程度等，也就基本明确了疾病的诊断。因此显示了手诊在某些骨关节疾病诊断上的价值。

第三节　疼痛与手诊

疼痛是大多数疾病共有的症状，是人类共有的而个体差异很大的一种不愉快的感觉，是机体受到侵害的威胁信号，是不可缺少的生命保护功能，同时，也给广大患者带来难以忍受的痛苦。

组织损伤刺激"伤害性感受器"，最终引起疼痛。但在有些情况下，损伤并不一定导致疼痛；相反，疼痛可在无组织损伤时产生，或在损伤已完全修复后仍有疼痛存在。疼痛变异很大，因人、因地和因时而异。痛觉是一种令人讨厌的（包括性质和程度各不相同的）复合感觉，往往与自主神经活动、条件反射、心理和情绪反应交织在一起，它不是简单地与躯体的某一变化有关，也不是由神经系统某个单一的传导束、神经核团和神经递质的传递。痛觉包括感觉与情感两个成分，感觉成分具有其他感觉的共同特点，就是有特殊的感受器和感受器被激活所需要的适宜刺激，感受器的定位分布和对刺激强度的鉴别等；痛觉的"情感成分"是与逃避的驱动密切相关，其变异很大。因此可以定义为"疼痛是一种与组织损伤或潜在的损伤相关的不愉快的主观感觉和情感的体验"。现在可以说疼痛也是客观存在的、能够触及的症状。

每个个体对痛觉的感知是不同的，痛觉的最小感知称痛阈，对个体来说相对稳定。而不同个体在不同的情况下，对疼痛的耐受性差别很大，能忍耐疼痛最大程度或指对疼痛的躲避阈值称耐痛阈，它的变异性很大。临床上不同患者、不同环境对疼痛反应差异非常显著。

按疼痛的部位、性质、起因和时程可分为生理性痛和病理性痛，也可称急性痛和慢性痛。浅表痛多由刺激皮肤引起，定位明确，属刺痛或称锐痛、快痛；深部痛源于肌肉、肌腱、骨膜、关节以及内脏，定位模糊，属灼痛，也称钝痛、慢痛。手诊对这两种疼痛应有所反应和体验。

病理性痛分炎症性痛和神经病理性痛。创伤和感染引起（包括损伤性无菌性）炎症，对伤害性刺激敏感性均增强和反应阈值降低的痛觉过敏及非痛刺激引起触诱发痛，在损伤区域有自发痛。另一类痛觉是由于创伤、感染或代谢病引起神经损伤造成自发痛，如腰椎间盘突出神经根受压的坐骨神经痛、三叉神经痛、带状疱疹引起的自发痛、灼热痛觉过敏和触诱发痛。

脊髓背根节细胞为感觉传入第一级神经元，其发出的轴突分两支，一支为外周神经轴突，伸入外周组织，即伤害性感受器，接受感觉信息；另一支为中枢轴突，将外周传入信息经初级感觉神经元的 A_α 和 C 纤维换成神经冲动进入背根或三叉神经节（在正常生理条件下，A_β 纤维不对伤害性刺激反应，也不引起疼痛）。经传递伤害性信息的脊髓上行传导束（脊髓丘脑束、脊髓网状束、脊髓中脑束、脊髓颈束、脊髓下丘脑束、脊髓旁臂杏仁束、脊髓旁臂下丘脑束等），达到丘脑不同核团，丘脑神经元放电频率和时程与刺激强度变化成正相关，能定量反映外界刺激，这些神经元将外周刺激部位、范围、强度和时间等属性进行编码，再传递到大脑皮层，司痛觉分辨功能，便产生痛觉。

参与信号传导、传递、调制和疼痛感知的 4 个生理过程构成痛觉信息传递和调制的神经通道，是组织细胞和神经纤维去极化的过程，同时也是神经介质（如缓激肽、P 物质、5- 羟色胺、组织胺、乙酰胆碱、ATP 等）化学转能过程。因此可以说从组织受到伤害性刺激到疼痛产生，在神经系统发生一系列复杂电学的和化学的变化。这便为手诊的可行性奠定了理论与实践基础。手诊并不神奇，只要长期用心、持之以恒，训练手感的灵敏性，掌握手诊并非不可求。

第三章　骨关节脱位的概述

第一节　骨关节概念

两骨间接相连的结构形式称为骨关节，是机体活动的枢纽。

每个关节均由关节面、关节囊和关节腔组成。关节面覆盖有透明软骨和纤维软骨，而不直接接触；关节囊内为滑膜层，分泌滑液，润滑和营养关节，减少运动摩擦；外层为弹性纤维层，既有连接两骨作用又有稳定关节功能。关节囊内两骨端的间隙称关节腔，有利于关节活动。

骨关节从活动上分为可动关节和固定关节；从其运动形式上可分为球窝关节、屈戍关节、杵臼关节、滑车关节、车轴关节、平面关节、鞍状关节和几个关节共处一个关节囊的复合关节等。

关节两端骨骼及附着在关节囊上的韧带、肌肉、肌腱是维持关节稳定与平衡的主要因素。

第二节　骨关节脱位概论

一、骨关节脱位定义

当暴力或其他应力超过维护关节平衡和稳定因素力度时，关节的骨端损坏其结构，使关节失去正常相应关系。凡是由损伤造成骨端脱离正常关节位置，并出现关节功能障碍的均称为骨关节脱位。

二、骨关节脱位病因和发病机制

（1）暴力是骨关节脱位的主要原因。力度的大小、作用的方向、作用点以及是直接暴力，还是间接（传导、杠杆、旋转）暴力的不同，破坏骨关节稳定与平衡的程度、形式也不同，例如暴力过大可造成完全脱位、开放性脱位，甚至合并骨折、神经、血管损伤的复杂性脱位；暴力不大时可发生半脱位，如果力度很小，关节只有微小移位，为错位。例如直接暴力造成肩关节脱位，是前脱位还是后脱位，要看暴力来自的方向，后方暴力导致前脱位，前方暴力导致后脱位。如果外力从后面作用在尺骨鹰嘴突时，肘关节可发生前脱位；如果外力从前臂传导至伸直位肘关节时，肘关节可发生后脱位。

（2）关节脱位与患者的性别、年龄、体质、职业都有关系。外伤脱位少见于儿童与老年人，而多发于青壮年，原因是青壮年活动多，遭受暴力的机会也多；儿童关节软骨弹性好，有潜在的缓冲力，不易发生关节脱位（桡骨头半脱位常发生于儿童，是例外）；老年人活动少，遭受暴力概率少，又由于其骨质脱钙、疏松、脆性大，受外力作用时往往发生骨折而不是脱位。男性较女性发生率高，脑力劳动者较体力劳动者少，体质强壮、肌肉发达比体弱者发生率少。长期卧床久病不起，如瘫痪者，由于肌无力，常见肩关节脱位。化脓性关节炎、骨关节结核、脊髓灰质炎后遗症、先天性髋关节发育不全等易发生病理性脱位。

（3）肢体的姿势对脱位程度影响很大。当暴力袭来时，关节处于屈曲位或是伸直位，还是过伸位；是旋前位，还是旋后位；是内翻位还是外翻位，有时决定脱位能否发生以及脱位程度、脱位类型。例如肘关节在跌倒时，当时伸直位前臂旋后，手掌撑地，鹰嘴突向后，尺骨滑车冲出鹰嘴窝，尺骨冠状突和桡骨头滑向肘关节后方，可导致肘关节后脱位；如果肘关节处于屈曲位，肘尖着地扑倒，尺骨鹰嘴被推向肱骨下端前方，可导致肘关节前脱位。髋关节屈曲、内收、内旋位，遭到间接暴力作用时，股骨头由关节囊后下方脱出，可导致髋关节后脱位；而髋关节极度外展、外旋时，股骨头在杠杆应力作用下，从关节囊前下方突破，可导致髋关节前脱位。踝关节背屈位不易脱位，而跖屈时很容易脱位。踝关节内翻时外踝错位，而外翻时内踝错位。

（4）骨关节结构与脱位有密切关系。不同类型关节发生脱位的概率是不同的，杵臼形髋关节不易脱位，而头大窝小的肩关节脱位占全身关节脱位的半数。骶髂关节虽为微动关节，发生半脱位概率高，复发率也高，与其所处位置有关。常见的踝关节扭伤，特别是外踝关节扭伤很多见，其实就是踝关节半脱位，原因是其可处负荷全身体重的地位和运动频率大有关。屈戌关节对抗侧方应力能力较强，不易出现侧方脱位。

（5）关节囊紧张与松弛，有无韧带、肌肉和肌腱加固，对关节稳定和平衡起重要作用。如肘关节和膝关节周围有强大肌群和肌腱保护，同时有诸多韧带加固关节囊不易脱位。原本膝关节胫骨平台几乎呈水平面，股骨内外髁关节面又向下向后，从骨性结构看是个不稳定关节，但有强大股四头肌和众多屈肌、肌腱、滑囊以及半月板、交叉韧带等装置，使膝关节很稳定。掌指关节和指间关节，运动频率很高，受创概率多，但是关节由侧副韧带、掌板以及骨间肌、蚓状肌、屈指深浅肌、伸指深浅肌等的保护，发生脱位率并不高。前面述及肩关节易脱位的基本原因是关节盂仅容肱骨头的 1/4 ～ 1/3，其关节囊甚是松弛，其面积是肱骨头的 2 倍，另外其前下方没有强大肌肉、肌腱保护，仅有盂肱韧带，又很薄弱，所以盂肱关节前脱位最为多见。

三、骨关节脱位分类

1. 按脱位病因分类：

（1）外伤性脱位：正常骨关节遭到暴力打击引起脱位在临床上最为多见。

（2）习惯性脱位：一个关节反复多次脱位，称为习惯性脱位。首次脱位也多由暴力引起，可能关节囊破裂未能修复，或造成关节囊松弛等原因，其后，轻微外力或自行关节活动，即能发生脱位，一般症状不明显，复位不难，再脱位也易，如习惯性肩关节脱位和髌骨外脱位。

（3）病理性脱位：关节结构被病变破坏而产生脱位。某些关节疾病，如化脓性关节炎、关节结核、骨髓炎、肿瘤等，破坏关节骨端，关节囊松弛，关节稳定性遭到破坏，轻微活动即可发生关节脱位或半脱位。

（4）先天性脱位：胚胎期因某种原因引起胎质缺陷，一些骨关节发育不良或出生时因某些因素而生后即脱位者。先天髋关节脱位最为多见，其表现为关节囊松弛、伸长，甚是哑铃形，股骨头骨骺发育迟缓，内前方变扁，逐渐呈圆锥形，髋臼浅呈三角形，尖朝上后方，底向下前方，与股骨头不相称。先天髌骨脱位，因股四头肌挛缩使膝过伸畸形，交叉韧带发育不良或缺如，股四头肌延伸部分纤维变性，多在内侧，因此髌骨多外侧移位。

2. 按脱位方向分类：脊柱脱位以近侧椎体移位方向为准，四肢脱位由远端移位方向而定，分为前脱位、后脱位、上脱位、下脱位以及中心脱位等，如第 4 腰椎至第 5 腰椎滑脱，称第 4 腰椎前滑脱，或第 4 腰椎后脱位。肩关节脱位时，肱骨头移位于锁骨下为前脱位；位肩胛冈下，为后脱位；位关节盂下，为盂下脱位；穿过肋骨为胸腔内脱位。髋关节脱位，股骨头停留在髋臼后方，称后脱位；股骨头停留在髋臼前方称前脱位；若强大暴力，股骨头冲破髋臼底，致其骨折，冲入盆腔，称中心型脱位。

3. 按脱位程度分类：

（1）完全脱位：关节两骨端关节面，完全脱离，互不接触，称完全脱位。

（2）半脱位：组成关节的两骨端关节面部分脱离，余者应互相接触，称半脱位。

（3）错位：创伤很小，仅使关节微小移位或紊乱，称错位。

（4）单纯脱位：无骨折和周围软组织无明显损伤。

（5）复杂性脱位：脱位合并骨折，或有血管、神经、肌肉、肌腱和内脏损伤者。

4. 开放性脱位与闭合性脱位：以脱位关节创口是否与外界相通而定，与外界相通称开放性脱位，不与外界相通称闭合性脱位。

5. 按脱位时间分：一般来说脱位在 2~3 周以内者，为新鲜脱位；脱位在 2~3 周以上者，称陈旧性脱位。

四、骨关节脱位临床表现与诊断

1. 疼痛：脱位的关节局部有不同程度的疼痛，有时疼痛位置不十分明确，活动时加重，如合并骨折疼痛更明显。

2. 肿胀：单纯脱位，一般肿胀并不明显，较局限，合并骨折或有血管、肌肉损伤时肿胀明显，范围扩散较大，出现皮下瘀血、张力水疱。

3. 功能障碍：脱位后，关节功能完全丧失或部分丧失，包括主动运动和被动运动以及协同运动均受影响，可能出现异常活动。有些关节功能障碍不明显，易误诊，如肘关节的上桡尺关节脱位、肱尺关节错位时功能稍有受限，易被忽视或误诊。

4. 压痛：骨关节脱位压痛点不明显，面积稍大，不如骨折那样局限。骶髂关节半脱位，除关节线上压痛外，髂后上棘髂嵴上均有压痛。第 1 腕掌关节脱位，往往骨间背侧肌和拇长、短伸肌腱压痛。

5. 关节畸形：骨端脱离原位，关节骨性标志正常关系与肢体轴线破坏、关节囊空虚与健侧不对称等畸形改变。如盂肱关节前脱位，呈方肩，肩峰下空虚，锁骨下可触到肱骨头；盂肱关节后脱位时，可在肩胛冈下摸到隆起的肱骨头。肱尺后脱位时，肘关节呈靴样畸形，前臂变短；肱尺前脱位时，肘关节过伸畸形，前臂变长。髋关节后脱位时，下肢屈曲、内收、内旋短缩畸形，臀部可触到隆起的股骨头；髋关节前脱位时，下肢外展、外旋，延长畸形。

6.**弹性固定**：脱位关节的周围，由于未损伤的肌肉收缩痉挛，使脱位骨端固定在异常位置上，若在脱位关节活动时，受到弹性阻力；当外力解除后，脱位的骨端又回复到异常位置。

7.**无明显症状**：一些轻微的骨关节错位，患者主观感觉不甚明显，可能有不适，活动时轻微疼痛，关节功能基本正常，指不出疼痛具体的位置，如检查不细，X线报告又无异常所见，常被忽视和误诊。此时发挥手诊作用，可以找到病痛点和错位关节。

8.**影像学表现及诊断价值**：X线适当的方位摄影，可以明确骨关节脱位的存在与否、脱位程度、脱位方位，同时可以发现有无合并骨折以及骨关节其他病理改变。术前对复位有指导作用，术后有助于判断复位与否以及复位是否完全，有无骨折片嵌夹在关节内。

对于复杂脱位，可考虑做 CT 或 MRI，确认软组织损伤，如关节囊破裂、肌肉和肌腱断裂等。明确陈旧脱位关节腔内有无积血、血肿机化、骨化性肌炎，以帮助确定是手法复位，还是手术复位。

五、脱位并发症

造成骨关节脱位的同时也损伤关节周围软组织，移位的骨端冲撞、挤压使邻近的神经、血管、肌肉、肌腱等组织撕裂、断裂、破裂等副损伤。2～3周以后因血肿机化、骨化、缺血、粘连等形成晚期并发症。

1.**早期并发症**：

（1）骨折是骨关节脱位常见的并发症：由于暴力直接冲击或脱位骨端撞击，同时发生骨折。如肩关节脱位，肱骨大结节撕脱骨折；肘关节后脱位，冠突骨折，肘关节前脱位，尺骨鹰嘴突骨折；踝关节脱位，内、外踝骨折等均为常见。多数骨折片不大，于脱位复位的同时随之复位，但应注意骨折片复位不良和嵌夹关节内的情况。

（2）韧带、肌肉、肌腱撕裂和断裂：关节周围均有韧带、肌肉、肌腱加强和保护，当暴力(直接)及与骨端移位冲出关节囊的同时，关节周围的韧带、肌肉、肌腱可能撕裂或断裂。韧带拉伸抗力较强，但扭曲容易断裂；肌肉伸缩张力较好，完全断裂机会很少，一般撕裂伤可自行恢复，肌肉、肌腱完全断裂因收缩而不能自行愈合，需手术修复。如膝关节脱位，可出现侧副韧带、交叉韧带断裂，踝关节脱位侧副韧带撕裂比较常见。

（3）神经损伤：暴力（直接）因暴力造成的脱位骨端牵拉和（或）压迫神经干，造成神经损伤，多为挫伤，极少断裂。多数自行恢复，如3个月神经功能未恢复，应手术探查。例如盂肱关节脱位，腋神经损伤；髋关节后脱位，坐骨神经损伤；腰椎滑脱，马尾神经损伤；月骨脱位正中神经受压等。神经损伤并不鲜见。

（4）血管损伤：关节脱位的骨端挤压、牵拉周围较大血管，多数挫伤、撕裂伤，造成血运受阻、出血、血肿。如盂肱关节脱位合并腋动脉损伤；膝关节后脱位，腘动脉损伤；肘关节后脱位，肱动脉损伤。多数损伤随脱位复位而逐渐修复，如较大血管破裂，应急诊手术修复，吻合或结扎。

（5）术后感染：因为开放脱位未做清创处理，或清创不彻底所致。凡是关节腔与外界相通，不论创口大小，不宜先做复位，必须彻底清创，不要存在侥幸心理，而且有条件应做细菌培养或抗生素敏感试验，做抗菌治疗。暴露的关节面严加保护，严密缝合关节囊，封闭关节腔，勿放引流条。

2. 晚期并发症：骨关节脱位2~3周尚未复位，脱位关节因软组织损伤而出现一系列改变。

（1）关节僵硬：脱位关节内外血肿机化，关节囊内滑膜反折粘连，周围韧带、肌肉、肌腱挛缩、粘连，关节变得僵硬。

（2）骨化性肌炎：脱位损伤关节附近的骨膜与血肿相连，随之血肿机化和骨样组织形成，发生骨化性肌炎。复位后康复阶段被动反复牵拉也可发生骨化性肌炎。最常见于肘关节，其次是膝关节和肩关节。

（3）骨缺血性坏死：暴力造成关节脱位，同时使关节内、外的韧带损伤、撕裂，其中血管受到损伤，以致骨的血运遭到破坏，脱位骨端因缺血而坏死。最多见髋关节脱位的股骨头坏死，腕舟骨、月骨脱位后坏死以及踝关节脱位距骨坏死等。

（4）创伤性关节炎：脱位骨端关节面软骨受创而损伤，或复位不当关节面擦伤，或复位不全，关节面互相摩擦，随之骨质增生，骨刺形成，活动引起疼痛，造成不可逆的骨性关节炎。膝关节和踝关节最为多见。

六、骨关节脱位的治疗

骨关节脱位的治疗目的是恢复脱位关节的正常解剖关系及功能。根据脱位的原因、类型的不同，确定治疗方案。一般包括麻醉、整复（手法整复与手术整复）、术后固定、功能锻炼等。

1. 术前麻醉：为了顺利完成整复目的，减轻患者痛苦，需对有关神经和痉挛肌肉进行麻醉。根据脱位关节的不同、患者状况的不同（年龄、性别、病情）、复位方法的不同，可采用局部麻醉、神经阻滞麻醉、硬膜外麻醉、腰椎麻醉以及全身麻醉。对一些轻微错位、半脱位（如小儿桡骨头半脱位）无须麻醉整复。

2. 手法整复：根据脱位的方向、脱位程度，采用不同的手法复位。不论哪种方法，医生应熟悉脱位关节的解剖、发病机制和病情，准确掌握复位手法，动作要轻巧、准确，与助手配合要协调，争取一次复位成功，避免暴力，以防次生损伤。手法复位规则如下：

（1）欲合先离：骨关节脱位后，因肌肉收缩，两骨端关节面在不同平面上重叠，要复位必须通过对抗牵引或持续牵引，拉开重叠的两骨端，为复位创造条件。

（2）欲正先反：手法复位常有要屈曲方能复位的情况，此时反而要先伸直；有的旋后才能复位，但需先旋前；有的向下复位，应先上而后下，这样，加大移位距离，缓解肌肉收缩，松弛关节囊，更有利于复位。一般复位的先做较小的反动作，移位也少，然后瞬间复正。如肘关节后脱位，先使肘关节伸直，待两骨端相吻合时，马上屈曲即复位。下桡尺关节脱位，先使前臂旋前，随即大角度旋后。第1掌骨背侧脱位，可使第1掌骨底向上，再瞬即向下即复位。

（3）原路返还：根据关节脱位的发病机制，让脱位的骨端沿着损伤时路线原路返回关节囊内，恢复原位。

（4）杠杆作用：利用杠杆原理，用较小的应力，通过牵伸、屈曲、按压、提拉等手法使脱位关节恢复正常。

（5）关节错位的治疗特点：因为症状体征不明显，X线检查多无异常发现。只有以手诊方能查清错位的部位、方向、程度。复位手法更要轻巧，一般无肌肉痉挛，无须麻醉，便可整复。

（6）陈旧性关节脱位手法选择：3个月以内、青壮年、单纯性脱位、关节面完整、不合并骨折、无骨质疏松、无骨化性肌炎、关节有一定活动能力者，可试行手法复位。

（7）合并骨折脱位：先复位脱位，后整复骨折。

3. 手术治疗适应证

（1）复杂脱位伴有肌腱、韧带断裂，神经、血管撕裂、破裂者。

（2）骨折片嵌入关节腔内无法解脱时。

（3）多次手法复位失败者。

（4）开放性脱位，需要手术清创。

（5）陈旧性脱位、肌肉挛缩、关节内外血肿机化、关节腔粘连、出现晚期并发症者。

4. 术后固定：是骨关节脱位整复后巩固疗效、恢复创伤的重要措施。预防脱位复发、防止习惯性脱位和骨化性肌炎发生。

（1）固定器材：三角巾、牵引带、胶布、绷带、托板、石膏等。

（2）固定体位：多采用肢体功能位，或者是关节稳定体位。

（3）固定时间：关节脱位固定时间不宜过长，短者 1~2 周，长者 2~3 周。以防关节粘连、关节僵硬、功能障碍。

5. 术后功能锻炼：骨关节脱位整复后功能锻炼是恢复关节功能的重要手段，关节复位后自始至终不能间断，须持之以恒。功能锻炼可促进创伤部位血液循环，加快受伤组织修复，预防关节粘连、肌肉萎缩、骨质脱钙疏松及关节僵硬等发生，尽早恢复脱位关节的正常功能。

功能锻炼应按规律进行：

（1）由肌肉舒缩逐渐过渡到关节活动。

（2）由邻近健康关节开始，再逐步到损伤关节。

（3）由单一关节活动到多个关节联合运动。

（4）关节活动范围由小到大，循序渐进，勿操之过急。

（5）坚持主动练习，避免粗暴地被动牵拉，防止发生骨化性肌炎。

（6）解除关节固定后，可以配合推拿按摩（自行按摩），必要时配合适当的药物和物理疗法，如远红外线、蜡疗、水疗、音频电疗、超短波治疗等。

第四章 颞下颌关节脱位、错位

第一节 颞下颌关节脱位

颞下颌关节是由颞骨的下颌窝和关节结节与下颌骨的髁突构成的。左右下颌关节同时运动，是典型的联合关节。两关节面间有纤维软骨盘（关节盘），将关节分隔成上、下两腔，上腔称关节盘颞关节，为滑动关节，下腔称关节盘髁突关节，为铰链式关节（图 4-1-1）。

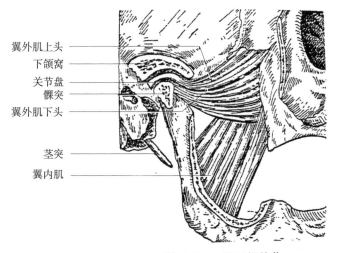

翼外肌上头
下颌窝
关节盘
髁突
翼外肌下头

茎突
翼内肌

图 4-1-1 颞下颌关节

关节盘质地坚韧、抗压，又有摩擦力，既能承受和缓冲咀嚼时对关节挤搓，还能调节关节窝、关节结节和髁突间的解剖形态差异，有利于下颌骨的运动，使颞下颌关节既灵活又稳定。关节结节横于下颌窝前方，其后斜面是下颌窝的前壁。由于倾斜度差异很大，这个倾斜度与髁突运动咬合、牙尖斜度等密切相关，此处经常发生损伤性关节病。

关节囊薄弱而松弛，尤以前壁为甚，关节内外侧有诸多韧带稳定和限制下颌关节运动，多个肌肉参与下颌关节运动。颞下颌关节向来都被认为是铰链状滑动关节，近来有人认为关节上腔也是铰链式运动。下颌骨运动有下降（降颌）、上升（提颌）、前伸、后缩和左右摩动，适应于咀嚼、语言、吞咽和表情功能。

一、病因与发病机制

当肌肉异常活动，如收缩过分、用力过大，甚至紧张痉挛时，均可造成髁突错位、脱位（俗称吊下巴）。

临床将脱位按时间分为新鲜脱位、陈旧脱位和习惯性脱位，又分为单侧脱位和双侧脱位；按下颌骨的髁突脱出方向分前脱位和后脱位。临床上常见前脱位、单侧脱位和双侧脱位。

二、临床表现与诊断

（1）张口过大，如大笑、打呵欠和张口治牙史；咬啃较大硬物，如咬核桃；下颌骨或面颊遭到外来暴力打击，如拳击，均可使髁突和关节盘滑到关节结节之前，发生颞下颌关节前脱位。

（2）脱位后口呈半张，不能自动开合，出现语言不清、吞咽困难、口涎外溢。

（3）单侧脱位出现口角㖞斜、下颌前突偏于健侧、患侧耳屏前方可触及凹陷。

（4）双侧脱位出现下颌骨下垂、颏部突向正前方、上下齿列不能咬合、下齿列突于上齿之前，由于双侧咬肌痉挛隆起而面颊扁平，颧弓下可能触及髁突，颞骨窝空虚而凹陷。

三、手法复位

1. 口腔内复位双侧脱位：患者坐在矮凳上，头身依临墙壁上，肌肉放松，大张口，医生立于患者面前，双手拇指包裹数层无菌纱布（防止口腔污染和被患者咬伤），伸入患者口腔，指尖压在下颌臼齿咬合面上，余4指置于两侧下颌骨下缘，双手上下摇晃下颌骨数次，以松弛紧张的肌肉，然后下压臼齿，再将下颌骨向上、向后推，当听到髁突复位声，双手拇指迅速滑入齿外侧颊部（以防咬伤）（图4-1-

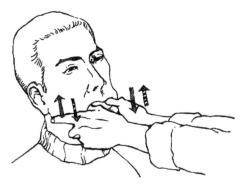

图 4-1-2　双侧颞下颌关节脱位口腔内复位法

2）。

单侧脱位方法与双侧脱位方法基本相同。医生置于健侧的手只起固定作用，置于患侧的手行复位动作。

2. 口腔外复位法：体位与口腔内复位法相同，医生双手拇指分别置于患者两侧下颌角，余4指拖患者下颌体，首先双手拇指压下颌骨，用力由轻到重，当下颌骨有滑动时，余4指协调向后上方推送，髁突滑入下颌关节窝内，常伴有入臼响声，复位成功。

3. 软木垫复位法：在局部麻醉下，将高 1.0 ~ 1.5cm 的软木垫置于患者两侧最后臼齿咬合面上。医生一手扶患者枕部，一手托患者颏部向上端抬，以软木垫为支点，以上提之手为力点，以下颌骨为力臂，通过杠杆作用，将髁突向下牵拉而滑入下颌关节窝，取出软木垫。此法适用于陈旧性脱位。

四、术后固定

复位成功后，嘱患者维持闭口位，用四头带兜住患者下颌部，四头带分别在头顶上打结，固定 1 ~ 2 周。习惯性脱位应固定 1 ~ 2 个月。布带保持向上拉力，但不宜过紧，允许张口 1cm 左右，固定期间不宜用力张口，应吃软食，1 个月内避免咀嚼硬食物。

固定期间，经常做原位咬合锻炼，增强咀嚼肌肌力，同时自行按摩咬肌。

第二节　颞下颌关节错位

一、病因与发病机制

因用一侧猛咬硬物或打哈欠，两侧下颌骨张开程度不一致，一侧的翼外肌收缩力大于对侧，当其松弛时，髁突和关节盘没有回到原位，仍在关节结节处，两侧下颌骨张合运动不协调、不均衡而造成颞下颌关节错位。

二、临床表现与诊断

因咀咬硬物或打呵欠而使口张合不利，颞颌关节处隐痛不适，咀嚼无力，张大嘴时出现疼痛，颞下颌关节一侧间隙较对侧略大，髁突略突出，口腔科常诊断为颞下颌关节功能紊乱症。

17

三、手法复位

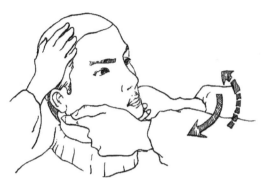

图 4-2-1　颞下颌关节错位口腔外复位法

患者坐在矮凳上，助手在其后固定头部，医生以双手拇指压在患者下颌角上，余4指托其下颌骨体，待患者肌肉松弛后，医生双手做上下、左右错动下颌骨数次，上提增宽侧的关节下颌骨，压下对侧下颌骨，顿挫一下即复位（图 4-2-1）。

复位后禁咬硬物1周，待关节囊修复后，可正常咀嚼。

四、讨论

（1）翼外肌收缩与松弛，使下颌关节上下运动，便是开口和闭口的过程。张口时由于翼外肌收缩，下颌骨髁突与关节盘向前移到关节结节，下颌骨髁突沿额状轴做屈戍运动；闭口时翼外肌松弛，下颌骨髁突和关节盘回到下颌窝，翼外肌收缩、松弛 - 口张合 - 下颌骨髁突在关节结节前后移动，是连续的协调的运动。咬肌和颞肌在解剖上与颞下颌关节有密切关系。当肌肉有异常活动，如收缩过分、用力过大，甚至紧张痉挛时均影响关节。当咀嚼肌功能失调或肌群负荷过大，颞下颌关节便发生功能紊乱或错位。

（2）复位时需张大口，向下拉下颌骨，使下颌骨髁突移向关节结节，下颌骨关节处于不稳定状态，有利于关节的活动，给复位创造条件，然后向上、向后推下颌骨，即可将下颌骨髁突送入下颌窝。

第五章　颈椎关节半脱位、错位

脊柱是直立的人类机体的支柱，俗称脊梁，支撑着全身的重量。脊椎骨结构复杂，关节多，负荷大，损伤的机会亦多，容易发生脱位、半脱位和错位，特别是关节突关节错位更为多发。

颈椎椎体最小，支持着重量比其大几十倍的头颅，由于五官生理功能的需要，颈椎运动灵活，活动频繁多向。颈椎关节突关节面几乎呈水平位，较胸椎的额状位和腰椎矢状位的稳定度均差。当受外力伤害和发生退行性改变时，间盘突出椎间隙变窄，关节囊松弛，很容易发生椎间关节滑动而错位。

第一节　寰枕关节错位

寰枕关节是由寰椎两侧块上关节凹与枕骨髁构成的，属于椭圆形单纯滑膜关节，又是左右两个联合关节。关节囊松弛，但有3条韧带（前有寰枕前膜，后有寰枕后膜，外有寰枕外侧韧带）加固。寰椎后弓的椎动脉沟，有椎动脉和枕下神经通过。

一、病因与发病机制

寰枕关节是两个相互垂直的运动轴，可沿额状轴做头的屈伸运动（点头）。头过伸、过屈受到关节囊及其韧带限制。当头部受到外力作用时，可发生寰枕关节脱位或错位。

二、临床表现与诊断

寰枕关节脱位临床很少见到，大部分在脱位后即危及生命，只有轻微错位者可就诊。患者主诉头枕部疼痛，沿枕大神经和枕小神经向头顶部放散。枕下肌及颈上肌紧张、压痛，以乳突尖压痛为明显。如有椎动脉受压，出现眩晕、耳鸣、头部屈伸活动明显受限，影像学无明显改变。

三、治疗方法

复位前可做热疗或轻度按摩，缓解肌痉挛。

1.枕颏牵引：头带分前后两叶，前叶托下颏，后叶固定在枕部，两叶相连。头颈前倾15°，牵重根据患者体重、体质、性别、年龄和损伤程度而定。一般成年人在3~5kg，每次20~30min。如果一次没有治愈，可以重复治疗，牵重可以根据情况增减。

2.手法复位：患者俯卧床上，头颈伸出床沿，医生坐于其头顶前，屈曲前臂，双手夹住患者颌部两侧，十指交叉于患者枕后，做牵引态。助手双手把住患者颈部，做反牵引。医生同时将患者头部轻微屈伸，当有移动感觉，患者同时感到症状明显减轻或消失，即已复位（图5-1-1）。

3.复位注意事项：

（1）寰枕关节以前屈后伸为主要动作，不能旋转，复位时也只能是屈伸而避免旋转，如此方能复位。脊髓与延髓交界是生命中枢所在，要特别注意避免脊髓、延髓损伤。

（2）复位动作不能过大，要轻柔，以免发生意外。

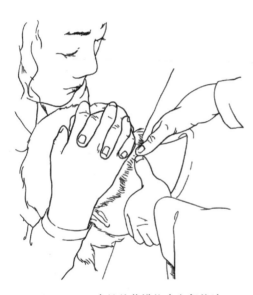

图5-1-1　寰枕关节错位床上复位法

第二节　寰枢关节半脱位

寰枢关节包括左右寰枢外侧关节，寰齿前、后关节等组成。其外侧关节是由寰椎下关节突关节面与枢椎上关节突关节面构成的。寰齿前关节是由齿突前关节面与寰椎齿突关节面构成的，关节囊松弛而薄弱。寰齿后关节是由齿突后关节面与寰椎横韧带构成的。横韧带中部有纤维软骨构成略圆形关节面，与齿突后关节面对应，关节囊薄而松弛。寰椎椎孔被横韧带分隔成前小、后大两部分。前部有齿突，后部容纳脊髓。寰枢十字韧带加固了横韧带，使齿突局限在椎孔前部，防止后移损伤脊髓。寰枢关节虽然由4个独立关节构成，但它只有一个通过齿突尖的垂直轴的运动，即寰椎和头颅左右40°旋转（摇头）。正常头屈曲位时寰枢关节间隙一般为 2~2.5mm，齿突与寰椎后弓间距为 19~20mm 以上（图 5-2-1）。

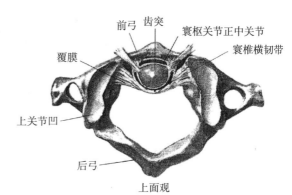

上面观

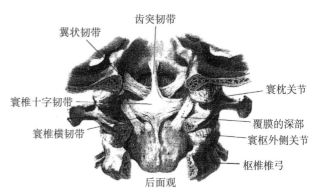

后面观

图 5-2-1　寰枢关节

一、病因与发病机制

头颈部受外力打击，或不正常超限度的活动，均可使枢椎齿突移位于寰椎中非正常位置，两个外侧关节亦可发生移位，这种涉及寰枢关节部分位置改变，称寰枢关节半脱位。其移位方向可向前、后、左、右及旋转。如果是轻微移位，很难分辨移位方向，但复位方法相同，故一并矫正之。

二、临床表现与诊断

患者自述受伤后头枕及颈项部疼痛，放射至头顶及颞部，有时伴有偏头痛、头晕、目眩，颈部肌痉挛而僵硬，枢椎一侧关节突凸起压痛，头部旋转健侧，颈部向患侧倾斜，活动明显受限，达不到 30°～40°。陈旧性脱位，因一侧胸锁乳突肌痉挛而斜颈。X 线正位开口片显示齿突中轴线偏离寰椎一侧，寰椎外侧关节面间隙不平行，两侧不等宽。X 线侧位片上显示寰齿关节间隙，成人超过 3mm（正常人 1~2mm），儿童超过 4mm（正常人 2~3mm），可诊断寰枢关节脱位。若关节间隙大于 6mm，表示横韧带已断裂，脊髓受压，引起严重后果，应给予手术治疗。如果错位程度轻微，影像学改变不明显，也必须予以治疗。

三、治疗方法

1. 枕颏牵引：寰枢关节脱位牵引时，头颈应置垂直位，以免寰椎前移，齿突向后压迫脊髓。牵重方法与寰枕关节错位的方法相同，每次牵 20~30min，以坐姿为好，时间 1~3 周。

2. 手法复位：

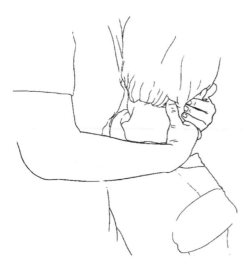

图 5-2-2　寰枢关节半脱位坐位旋转复位法

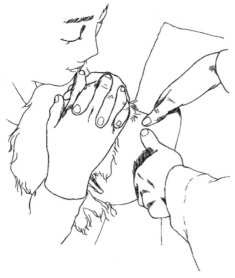

图 5-2-3　寰枢关节错位卧位旋转复位法

（1）坐位旋转复位法：患者坐位，医生立于其身后，一手拇指顶于患者枢椎突出的关节突关节上，另一只手掌托住其对侧颌面部，颈椎置于不伸不屈中立位。医生轻缓上提患者头部，当颈部轻松无抵抗时，做头颈小角度旋转，如拇指下有移动感或"咔"响声时，说明已复位（图5-2-2）。

（2）卧位旋转复位法：患者俯卧在床，头颈伸出床沿，助手双手固定患者颈项，准备做反牵引。医生于患者头顶侧相对而坐，两前臂夹持两侧下颌部，双手过患者耳后交叉扣于枕后，嘱患者头颈放松，置于不伸不屈中立位，沿颈椎纵轴与助手对牵，保持患者第 3 颈椎以下固定不动，逐渐加大头部旋转的角度，首先左旋，至极度，略微顿挫一下，再右旋至极度，顿挫一下，若手下有移动感，患者自觉症状减轻，头旋转自如，复位成功（图5-2-3）。

牵引与手法复位这两者可以结合进行，牵引后，再试手法复位，如此效果更好。

3. 手法复位注意事项：

（1）复位前医生要判断寰枢关节脱位程度，是半脱位还是全脱位，横韧带损伤是否断裂，齿突有无压迫脊髓，病情清楚后方决定行手法复位或手术复位。

（2）复位时患者保持头颈中立位（牵引时亦如此），避免寰椎前移，齿突向后压迫脊髓，绞锁下位颈椎，不分散复位力度，以集中在寰枢关节。旋转角度要小，不能超过30°，动作要轻柔，脊髓上端即是生命中枢，应避免意外发生。

（3）寰枕关节错位与寰枢关节错位不同，寰枕关节只做屈伸运动，复位时以屈伸动作复位，而寰枢关节以旋转运动为主，复位时也以旋转为主。

第三节　突发性寰枢关节半脱位

突发性寰枢关节半脱位是少儿时期斜颈的常见原因，常发生在颈部或上呼吸道感染之后，其次为颈部轻微外伤。齿状突与寰椎侧块关系变化为本病主要病理改变，表现为突然斜颈，个别脊髓受压可威胁生命，早期治疗预后良好。

一、解剖与发病机制

寰枢关节结构比较复杂，共4个关节，两侧有寰椎侧块下关节面与枢椎两上关节面构成寰枢侧关节；枢椎齿状突与寰椎前弓构成寰齿前关节；齿状突与横韧带构成寰枢后关节。寰枢关节主要运动为绕齿状突纵轴的旋转运动，此外还有一定程度的左右前后旋转运动。后者以一侧寰枢侧关节为轴的不同心圆旋转，轻型患者多为一侧块为轴心的过度旋转。当姿势不正畸形严重而固定时，两侧块关节面同时后移，常伴有横韧带断裂。

寰枢关节周围有诸多坚强韧带，限制其过度运动，确保关节的稳定性。两侧块间的横韧带防止齿状突后方移位保护脊髓，同时限制寰枢椎垂直运动。齿状突两侧翼状韧带，限制寰枢关节侧方旋转。后面覆膜限制寰枢关节前后运动。

少儿期颈椎韧带比成年人更松弛，侧块关节面更接近水平位，是小儿寰枢关节不稳、易发生旋转移位的解剖学基础。当呼吸道感染，如急性扁桃体炎、咽炎以及上颈椎感染，导致寰枢关节囊充血、渗出积液，炎症侵犯关节内，韧带松弛，关节不稳，引起寰枢关节半脱位甚至脱位。上颈椎发育畸形或后天疾病，如结核、嗜酸性细胞肉芽肿等，破坏寰枢关节结构，会造成很严重的后果。轻微外伤也可导致寰枢关节损伤性炎性反应，关节囊内渗出积液、韧带松弛，部分断裂而致关节半脱位。颈部肌肉外伤、痉挛，特别是胸锁乳突肌痉挛，可能致寰枢关节半脱位。成年后因颈部外伤和颈椎姿势不良，如长时间低头、低头伏案、高枕或上呼吸道、上颈椎感染而突发斜颈。

二、临床表现与诊断

有明显的上呼吸道感染病史，或有轻微头颈外伤史。主要表现为颈部疼痛，向枕部、头顶部放射，突发斜颈，头部向一侧偏斜，颈部僵硬、颈肌痉挛，尤其一侧胸锁乳突肌表现更显著，隆起超出皮面，压痛。颈部活动明显受限，活动时疼痛加重，呈斜颈畸形状态。

三、影像学检查

X线颈椎正侧位片、开口片可检查寰枢关节半脱位有以下4种类型。

1. Ⅰ型：寰椎关节旋转固定，无寰椎前移位，齿状突与寰椎前弓距离小于3mm为正常范围。

2. Ⅱ型：寰椎关节旋转固定，寰椎前移位，齿状突与寰椎前弓距离为3~5mm，可疑横韧带损伤或缺乏，一侧侧块移位，寰椎关节运动超出正常范围。

3. Ⅲ型：寰枢关节旋转固定，齿状突与寰椎前弓距离大于5mm，横韧带可能断裂，两侧侧块关节移位，齿状突可能压迫脊髓。

4. Ⅳ型：寰椎关节旋转固定，寰椎后移，两侧块不同程度后移，很少见。

四、治疗方法

1. **牵引治疗**：影像学改变是选择治疗方案的主要依据，治疗以牵引疗法为主。Ⅰ型、Ⅱ型、Ⅲ型均可行牵引疗法和定点旋转复位。颈肌（胸锁乳头肌）痉挛可局部封闭（参考寰枢半脱位一节）。

对Ⅰ型（寰枢无前移位）可采用颈椎垂直牵引治疗，然后行手法复位，如有感染可配合抗生素治疗。

对Ⅱ型横韧带松弛或有结构损伤，颈椎垂直牵引3周，每次牵引后进行侧关节和寰枢关节手法复位。

对Ⅲ型寰椎前移位明显者可加大牵引重量，延长牵引时间，每次牵引后行寰椎侧关节半脱位复位。对成年人可行颅骨牵引，复位后行头颈胸石膏固定2~3个月。

2. **手术治疗适应证**：

（1）Ⅲ型、Ⅳ型者。

（2）牵引后复发性移位者。

（3）牵引后神经症状没有改善。

（4）牵引后虽然神经症状消失，但脱位未能整复，说明寰枢关节存在明显不稳定因素。

手术方法多采用寰枢椎融合术或枕颈融合术。

第四节　寰枢关节紊乱症

寰枢关节紊乱症与寰枢关节脱位很难鉴别，两者发生机制、临床表现都很相似。只是前者症状轻些，易被患者本人忽视和临床漏诊。

一、发病机制

多数患者说不清发病原因。可能有不明确的颈部外伤史，个别患者及幼时摔伤经历，是否与本病有关，更说不清楚，因当时并无不适症状。

由于寰枢关节发生旋转、偏移或前后倾斜等改变，使头颈部向一侧歪斜，椎动脉受到不同程度压迫、牵拉、扭曲、血流不畅。发生头痛、头昏、耳鸣、视力和听力下降，当交感神经节受到刺激时可出现精神症状。

寰枢关节位置异常，处于绞锁状态，难以自动解锁。在外界因素影响下，症状时轻时重，时有时无，反反复复，延续多年不治不愈，头颈偏斜，面部不对称。

二、临床表现与诊断

眩晕是本病最常见的症状，时轻时重，有时突然发病，持续较长时间而不愈。出现耳鸣、听力下降、眼花、视力不佳。头痛多为偏头痛或后头痛，枕大神经、枕小神经受刺激而致。同侧枕下颈上部疼痛，多与偏头痛同侧，另有心慌、失眠、胸闷、头面部、口唇周围发麻，有时出现半身麻木、四肢末梢发凉、咽喉异物感等。

还表现为头颈偏向一侧，有轻有重，患者总有努力自我校正的愿望。枢椎棘突偏向一侧，其旁有压痛，胸锁乳突肌痉挛、疼痛、头颈旋转受限。缓解期活动尚自如，久病者两侧面部不对称，宽窄不等。

三、影像学检查

X线片可见头颅与上颈椎偏向一侧，寰椎后结节紧贴枕骨或距离增宽。寰椎后结节于枢椎棘突距离加大，开口片枢椎齿状突基本居中，或稍偏离中线。枢椎棘突偏向对侧，或者两侧寰枢关节突关节不对称，关节间隙明显变窄。

四、治疗方法

（1）手法复位：多采用定点旋转复位法，安全无痛苦，疗效可靠（手法参考图5-2-2、图5-2-3）。

（2）颈椎垂直位牵引：3~5kg，每次20~30min，10~15次为1个疗程。

（3）物理治疗：热疗可缓解痉挛，改善循环，消除疼痛。

（4）封闭疗法：胸锁乳突肌起止点封闭。1%奴夫卡因3~5mL或1%利多卡因2~3mL加醋酸曲安奈德注射液1mg(0.1mL)，每5日1次，3次为1个疗程。

第五节　第2颈椎至第3胸椎椎间关节错位

一、病因与发病机制

第2颈椎至第7颈椎的椎间关节即关节突关节，由上位颈椎的下关节突与下位颈椎的上关节突构成。关节面略呈水平，故稳定性差。这是由颈椎椎间关节易错位的解剖特点造成的。关节面覆盖一层透明软骨，关节囊附于关节软骨边缘，较为松弛，外伤时易发生半脱位或错位。关节囊内滑膜层在关节面周缘，其皱襞伸入关节之间，当屈伸过度活动时滑膜嵌入引起剧痛。椎间关节构成椎间孔后壁，其前与椎动脉及颈神经根相邻。第4颈椎至第7颈椎椎间关节因承受较大的压力及活动度较大，引起骨质增生，使椎间孔变小，压迫颈神经根。关节突关节由脊神经后支支配，当椎间关节受压或移位时，神经受到牵拉可引起颈肩痛。

第7颈椎至第2胸椎椎间关节面方位，由上位颈椎移行于上胸椎，故上胸椎有类似颈椎椎间关节，所以一并阐述。

长时间低头、低头伏案或强迫性头颈不正的姿势，包括高枕及睡姿不良，是引发颈椎椎间关节错位的主要原因。颈部遭到屈伸外力打击，椎间关节受到牵张力作用，关节囊破裂而滑脱，如果外力过大可造成严重损伤。颈椎退行性改变，间盘脱水萎缩，椎间隙变窄，上位椎体下关节突下滑，更易错位。

二、临床表现与诊断

椎间关节错位时，颈、肩疼痛可放射至肩臂，导致颈部僵硬，有时出现头痛、头昏、眩晕。如有滑膜嵌顿头颈倾斜一侧，十分痛苦。错位的颈椎棘突旁可触及结节和压痛，出现颈项僵直、胸锁乳突肌痉挛、隆起压痛、颈部屈伸活动受限。

X线正位片颈椎向患侧侧凸，侧位片颈椎生理弯曲变小或平直，棘突间距增宽，钩突关节结构紊乱。斜位片上位颈椎下关节突位于下位颈椎上关节突的顶部前方，关节不平行，下位颈椎上关节突突入椎间孔，椎间孔变形缩小。

三、治疗方法

1. 枕颏牵引：牵引治疗对整合椎间关节错位有明显效果。头颈前倾15°~25°，牵重3~5kg，每次20~30 min，10~15次为1个疗程。

2. 手法复位：患者坐位，头颈略前倾，医生立于其后侧，以一手拇指顶住错位的部位（即棘突旁结节压痛处），另一手托握其对侧面颊，做颈椎旋转，动作要轻巧，或者以拇指按压错位关节突，余4指握颈椎之上，和托面颊之手同时用力旋转。忌暴力，旋角小于20°～30°，在听到清脆响声的同时拇指下有移动感，说明已复位。复位前如患者感到颈部过度僵硬，或颈部疼痛剧烈，患者难以接受复位时，可首先进行热疗和牵引，当病情改善后再试行手法复位（图5-5-1）。

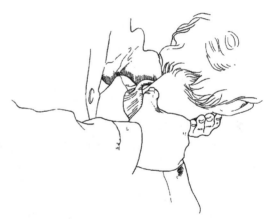

图 5-5-1　颈椎椎间关节错位复位法

四、讨论

（1）颈椎椎间关节错位可能是颈椎病的一个体征，而且错位不是一个部位，治疗前应查清，要全部复位，不要遗漏，同时治疗颈椎病。

（2）复位的关节要解锁。椎间关节几乎呈水平面，由上向下与水平面夹角逐渐增大，复位时前倾角度也需逐渐增加。复位时椎间关节必须解锁，故第2颈椎至第3颈椎复位时仅稍屈曲，第3颈椎至第5颈椎复位略屈曲，第6颈椎至第

7 颈椎中度屈曲。

（3）患者肌肉放松，精神不紧张，方可复位，动作要轻柔，旋转范围不宜过大，严禁暴力。

（4）落枕是由于头颈在睡眠时位置不适，颈部肌肉痉挛僵硬。经休息或热敷等，不日即可自愈，无须特殊治疗，与颈椎错位可以鉴别。

第六节　下颈椎半脱位、错位

颈椎关节突关节成 20°~45°，斜面前后排列。几乎呈水平面，有利于颈椎的灵活运动。但是当颈椎前曲位，受外力作用时易发生错位、半脱位和脱位。

一、解剖与发病机制

第 3 颈椎至第 7 颈椎损伤脱位，系由于屈曲、伸展、旋转、暴力破坏了椎间盘，后关节及前后纵韧带的稳定结构造成的。椎体前移，后关节损伤脱位。如单侧脱位，椎体前移可达椎间盘直径的 25%，双侧脱位前移可达 50%。棘突偏斜，之间间隙增宽，钩突关节增宽。

根据 Denrs 的三柱理论，将脊柱分为三柱（前柱包括前纵韧带、椎体和椎间盘前半部。中柱包括椎体和椎间盘后半部、后纵韧带。后柱包括椎板，椎板上下关节突、黄韧带、棘间韧带、棘上韧带、棘突等附件）当三柱同时受损，系由垂直压缩、旋转、剪切及牵张外力同时作用或多种暴力协同作用，造成颈椎脱位（可能同时骨折）。根据作用力不同，可分为 4 种类型。

（1）屈曲旋转型：前纵韧带损伤，上下关节突撞击或绞锁，椎体间半脱位，中柱完整，可伴有神经根、脊髓受刺激症状。

（2）强力作用颈部屈曲时，使上颈椎下关节突滑到下颈椎上关节突前方而绞锁，颈椎移位超过 1/2，双侧关节突关节脱位，三柱均受损，易损伤脊髓造成瘫痪。

（3）外力偏向一侧而椎体损伤：可能只发生一侧关节突关节脱位，常伴旋转脱位，椎体移位小于 1/2，中柱、后柱受损明显，此型亦可发生脊髓损伤而四肢瘫痪。

（4）无绞锁颈椎损伤：上下关节突顶撞，三柱损伤不明显，椎体移位小于 1/2，由于椎管容积增大而脊髓无碍。

二、治疗方法

治疗的主要目的是复位，稳定脊柱，对损伤脊髓减压。

（1）颈领制动，保护颈椎避免次发损伤。

（2）牵引：轻症可坐位牵引，重症卧位牵引。枕领布袋牵引和颅骨牵引，可根据病情而定。牵引开始重量要轻，逐渐加重，随时 X 线观察。当相邻正常椎间隙超过 3mm 时，应停止加重。复位后颈领制动 4 周。

（3）无骨折、无骨髓损伤者，可行定点旋转复位。

第六章　胸背损伤性错位

　　胸椎椎体前面在垂直径上凹陷，后面在横径上凹陷，两侧在横径上略凸隆，上下各一半圆形肋凹关节面，即上下肋凹和椎间盘相合成1个全凹，与肋头相关节为肋头关节。横突呈圆柱形，伸向后外方，末端圆钝，有一凹面，即横突肋凹，与肋结节相关节，为肋横突关节。棘突细长垂直向下，彼此叠掩。上关节突呈薄板状，近于额状位，关节面平坦。下关节突关节面呈卵圆形，向前下方，上2个胸椎结构形态和排列类似颈椎，下4个胸椎接近腰椎。由于胸椎关节突关节呈额状位，故不易脱位。胸骨为长形扁骨，上部两侧分别与锁骨构成胸锁关节，与上7对肋软骨相连结。

第一节　胸背损伤

　　这里阐述的是损伤性胸背疼痛，包括胸椎关节突关节错位或半脱位、肋骨头错位或半脱位以及胸骨、肋软骨错位和肋软骨炎等。

　　笔者统计门诊两年病例，其中背痛1455例，胸椎小关节错位占71.48%，肋骨头错位占28.52%。胸椎错位以第2胸椎至第5胸椎为多见，肋骨头错位以第4至第7肋骨为多见。背痛可放射到前胸，浮肋错位可放射到腰部和下腹部，腋中线处压痛最明显，背痛常被误认为心绞痛或胆绞痛，应注意鉴别。本病有明确压痛点，错位手诊可及。胸痛53例，胸骨肋软骨错位占54.72%，肋软骨炎占45.28%。胸痛一般不十分严重，大吸气时加重。有时肋弓部位肋软骨炎，右侧被误认为肝胆痛，左侧被疑为心绞痛或胃痛。胸肋软骨关节为微动关节，错位后肋骨凸起，且有明显压痛。肋软骨炎为肋骨与肋软骨结合部隆起压痛。手诊均可定位。

　　胸、背损伤性骨关节痛治疗并不难，以手法整复，可一次治愈。肋软骨炎封闭治疗效果良好，1%奴夫卡因2mL或西罗卡因2mL加醋酸曲安奈德注射液0.1mL(1mg)1~3次可治愈。

　　笔者治疗数百例，均无不良反应。

下面为笔者几十年治疗胸背疼痛的一点体会：

（1）背痛和胸痛比较多见，不要忽视胸、背损伤性疼痛，一般无严重影响，常不被重视，故成终生之痛。曾有一位书法家背痛7年，看了很多大医院，竟未治愈。当笔者为其一次性手法复位治愈后，大发感慨。另一位因背痛3个月不能卧床的患者，在某三级甲等医院竟做了18次磁共振检查，而未做出诊断，十分痛苦，经笔者手诊手法复位，一次治愈。因此，胸背损伤必须得到应有的重视。

（2）将胸、背痛盲目地认为心脏病、胆囊炎、肝病，反复做多项检查，尚不能确诊时，手诊和手法整复便迎刃而解。

（3）手诊和手法复位的重要性：损伤性胸痛、背痛的诊断和治疗，手诊和手法复位是绝对首选。既可定位，又能定性，简便易行，一次治愈。

第二节　胸椎椎间关节错位

一、病因与发病机制

当胸椎前屈位受外力作用时，下位胸椎上关节突向前旋转移位，同时上位胸椎下关节突向后旋转移位，发生胸椎前倾型错位。当胸椎后伸位受外力作用时，下位胸椎上关节突向后旋转移位，同时上位胸椎下关节突向前移位，整个椎体向后呈倾倒状，发生胸椎后倾型错位。如果一侧关节突关节发生旋转移位，称侧倾型错位，此型更为多见。

二、临床表现与诊断

（1）背部过度前屈或前屈过久以及过度背伸或（和）有受外力作用史。有时坐卧姿势不当，也可发生胸椎错位。

（2）背前屈或后伸受限伴有背疼，如部位较高，颈部屈伸受限，有时表现为胸闷、压气。

（3）患椎棘突后凸或凹陷，多数棘突偏向一侧，棘突或棘突旁有压痛。

（4）影像学一般无明显改变，X线侧位片可有胸椎后凸，椎体后缘连线不流畅，病变处椎体后缘曲线成角或中断。

三、手法复位

1. 侧倾错位：

（1）侧推复位法：患者平卧，胸部垫一平枕，医生立于患者错位侧，双手叠加置于错位椎的棘突倾侧。嘱患者大吸气胸部隆起，当呼气时患者以双手掌根从病椎棘突上方倾侧向下推向健侧。力度适当，特别对老年人和骨质疏松的患者忌暴力，以防骨折与损伤（图 6-2-1）。

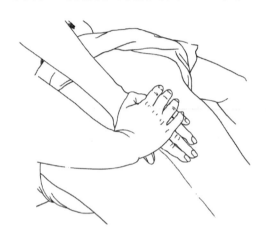

图 6-2-1　胸椎椎间关节错位侧推复位法

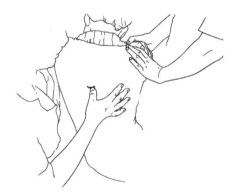

图 6-2-2　胸椎椎间关节错位旋转复位法

（2）旋转复位法：以左侧倾错位为例，患者坐位，右腿伸直，左腿屈髋、屈膝 90°。助手以双腿夹持患者左侧股部，固定骨盆。医生立于其身后，右手拇指顶压在患椎棘突右侧，左手臂通过患者左侧腋下，手握其右肩，嘱患者低头屈背。医生双手合力以患椎为支点旋转胸椎，当拇指下有移动感或有"咔"声时即完成复位。或者患者左腿伸直，右腿屈髋、屈膝 90°，助手夹持其右侧股部，固定骨盆，医生右手拇指顶压患棘突右侧，左手经患者右侧腋下，手握左肩，做胸椎旋转，也可复位（图 6-2-2）。

2. 后倾错位：

（1）患者坐于矮凳，嘱患者双手抱颈项部，低头屈背。医生立于其身后，将膝盖顶住患椎棘突上，双手分别从患者腋下握紧双肩，当背部松弛时，嘱患者大呼气，同时膝顶手拉对抗用力，如膝下有移动感或（和）有"咔"声，即已复位（图 6-2-3）。

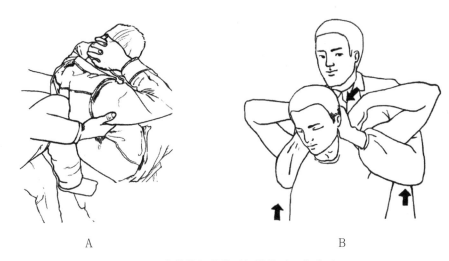

A B

图 6-2-3 胸椎椎间关节后倾错位膝顶复位法

A. 后面观。B. 前面观

（2）患者俯卧于平枕上，医生立于一侧，双手叠加按于患椎棘突之上，嘱患者深吸气胸部隆起后，当大呼气时，医生向尾侧用力下压棘突，手下如有移动感或（和）"咔"声，患椎棘突平复原位，即已复位（图 6-2-4）。

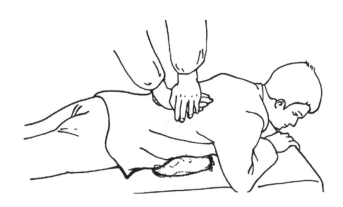

图 6-2-4 胸椎椎间关节后倾错位棘突推压复位法

3. 前倾错位：患者俯卧于中间略凸的枕头上，使患椎与枕凸部相对。医生立于其一侧，双手掌分别按在患椎相邻之上下椎棘突部位，嘱患者深吸气鼓胸，当呼气时双手同时用力按下，如听到"咔"声时，即已复位（图 6-2-5）。

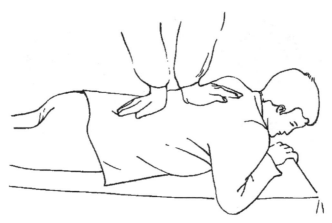

图 6-2-5　胸椎椎间关节前倾错位复位法

第三节　胸椎肋骨错位及胸骨肋软骨错位

　　肋分肋骨和肋软骨两部分，共12对。第1至第7对肋以肋软骨与胸骨直接相连称真肋，第8至第10对肋借肋软骨间接附着胸骨上称假肋，末2对肋前端游离于腹壁肌层中称浮肋。

　　肋骨后端有肋头和肋结节。肋头与对应的相邻胸椎肋凹及椎间盘构成肋头关节。而第1、第11、第12肋仅和对应1个胸椎肋凹相连结。肋结节与相对胸椎横突肋凹构成肋横突关节。上7对肋结节呈橄榄形，可以做相当程度转动。第8至第10肋结节扁平，可以做相对程度的滑动。第11、第12肋无肋结节，没有肋横突关节。

一、病因与发病机制

　　横突关节凹呈球窝状，活动度大、坐卧姿势不正、揹扛用力过猛、超负荷时易发生肋骨劳损及错位，引起背痛。肋头关节是复合关节，肋横突关节是简单关节，导致2个关节活动不协调，特别是第4至第6胸椎关节变异较多，易发生错位，常常引起背痛。

　　肋前端为肋软骨，第1至第7肋软骨与胸骨肋骨切迹连结，构成胸肋关节。靠上方胸肋关节有关节囊和关节腔，关节囊比较松弛。胸部直接撞击，过度用力，易发生错位。

二、临床表现与诊断

肋软骨错位多由不协调扭转身躯和抬、举重物等原因引起，不少患者原因不明，自觉背痛，范围较宽，呼吸、咳嗽、转身时疼痛加重，不敢深呼吸。疼痛沿肋间放射肋部和前胸。肩背肌紧张，一般在胸椎旁无压痛，横突外侧可触及肋骨略隆起或塌陷，伴有疼痛，沿患肋一侧疼痛直至前胸，腋中线最为明显，有时错位伴肋横突关节错位，多见第4至第6肋，如果第11、第12肋头关节错位，腰部两侧疼痛，向下腹部放散。有时后背急性扭伤，患者常述胸痛，并指出前胸疼痛部位。

胸骨肋软骨错位时，隆起且有压痛，自觉压气不敢大吸气。多数说不清病因和外伤史。以第3、第4胸骨肋软骨关节最常见。

三、手法复位

1. 旋转复位法（以右侧肋头关节错位为例）：患者取坐位，左腿伸直，右腿屈髋、屈膝90°。助手以双腿夹持患者屈曲的股部，固定骨盆。医生立于背侧，以右手掌压在患肋之胸椎旁，左手通过患者左腋下，握住患者右侧肩，嘱患者呼气，同时医生双手用力，以患肋头为支点旋转胸背，如掌下有移动感且听到复位声，即已复位。如果复位未成功，医生左手拇指按压患椎左旁，以同样手法做相反方向旋转施治（图6-3-1）。

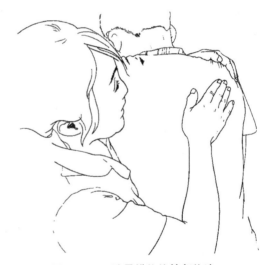

图 6-3-1　肋骨错位旋转复位法

　　2. 抱胸旋转复位法：患者取坐位，双手抱胸，双下肢屈髋、屈膝90°。助手面对患者，固定其双股，使患者骨盆不动。医生右手掌顶于患椎横突处，左手臂越胸抱住右肩，嘱患者低头屈背呼气放松，同时用力向左旋转至极致，手掌下有移动感和响声时，复位成功。

　　3. 抬肩复位法：患者取坐位，医生立于患侧斜对面，以左前臂伸入患者腋下，右手握住患者前臂。嘱患者深呼吸，当吸气之末，上抬患侧肩腋，随之放下，连续反复数次，如患者呼吸自然并听到复位声，即已复位（图6-3-2）。

4.胸肋关节错位复位法：患者取侧立位，双手抱头。医生立于患者健侧的侧面，双臂环抱患者胸背，两手扣压于患处。嘱患者深吸气，胸部隆起至极致，当大呼气时，双手顺势压向隆起之肋软骨，同时双臂用力猛向前旋转，手下有移动感，翘起之肋软骨已平复，复位成功（图6-3-3）。

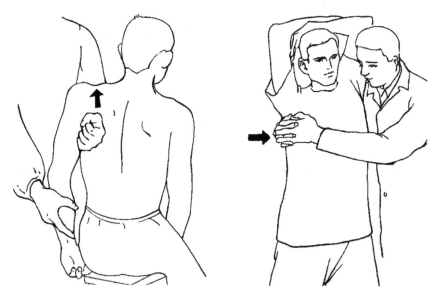

图6-3-2　肋骨错位抬肩复位法　　　　　图6-3-3　胸肋关节错位复位法

四、讨论

（1）肋头关节和肋横突关节不协调是肋骨错位解剖的基础。肋头关节为复合关节，活动受限，而横突关节凹呈球窝状，肋横突关节活动较大，导致二者活动不协调，尤其第4至第6肋头关节变异较大，更易发生错位，第11、第12肋骨末端游离，增加了错位的概率。

（2）复位时深吸气和屈背扩大错位距离，同时使肌肉放松，关节囊松弛，更有利于复位成功。

（3）复位时腰椎要伸直，各椎间关节锁定，以避免分散复位旋转的应力，而集中于胸椎，有利于复位成功。

（4）肋软骨胸骨错位，一般是肋软骨头上撬隆起，复位时压住肋软骨，在旋转时方能复位。

（5）时间久远的错位，复位后仍有隆起，但压痛明显减轻或消失，这种情况嘱患者勿担心，之后隆起逐渐会消失。

第四节　肋软骨炎

肋软骨炎又称 Tietae 综合征，或 Tietae 病，是肋软骨非化脓性、非特异性、损伤性炎性改变。主要表现为肋软骨局限性增生，隆起、疼痛。

一、解剖及病理机制

肋骨前部为肋软骨，在胸前肋软骨外侧端嵌入肋骨前端凹陷部，周围有骨膜包绕，可以呈平稳连接，无任何痕迹。当外力撞击胸部，或用力不当，运动不协调，均可引起肋骨、肋软骨结合部损伤、错位、炎性增生。既往因病因不明，一些学者曾提出"激素代谢失常""营养不良""结核病"等学说。目前公认损伤是肋软骨炎的唯一发病原因。

二、临床表现与诊断

多数胸闷、胸痛和胸部不适，深呼吸和咳嗽时疼痛加重，肋骨与肋软骨交接处有隆起包块，逐渐缓慢增大，一些人疼痛不十分明显，只发现胸部包块而就诊。检查发现肋软骨外端肿大隆起、骨样硬、表面光滑、半球形、不活动、压痛明显。皮肤无红肿，皮温正常。以第 2 至第 4 肋软骨多见，单发，很少同时多个发病或两侧同时发病者。X 线片无阳性发现。

病变在左侧时，因肿胀不明显，易被误诊为冠心病、心绞痛，故常做心电图检查。病变在右侧肋弓部位，常被误诊为肝胆疾病，行肝胆 B 超、肝功能、血象、造影等检查。注意除外结核性骨髓炎、恶性肋软骨肉瘤等。

三、治疗方法

封闭疗法：1% 奴夫卡因 1~2mL 或 1% 利多卡因 1~2mL，加醋酸曲安奈德注射液 0.1mL(1mg)，每 5 日 1 次，1~2 次为 1 个疗程。笔者曾封闭治疗 54 例，多数病例治疗两次疼痛消失，个别病例封闭一次治愈。经过一段时间后包块逐渐缩小、消失。

第七章　腰椎脱位与椎间关节错位

腰椎处于躯干下端，长期负重，会发生椎体压缩，退行性改变，椎体边缘骨质增生，间盘萎缩。频繁活动，长期弯腰，大负荷以及暴力外伤，可发生关节突关节错位，腰椎滑脱，间盘膨出、突出或脱出。

第一节　急性腰扭伤

急性腰扭伤俗称"闪腰"。腰部急性扭伤包括腰部肌肉、韧带、筋膜、椎间盘损伤，特别是小关节等组织急性扭伤，腰骶关节和骶髂关节错位，多因间接暴力发生。体力劳动者、青壮年多发。

一、解剖与发病机制

腰椎是脊柱负重最大、活动多的部位。支撑身体上半部体重，既能前屈、后伸，又能侧屈、旋转。腰椎的稳定主要依靠椎间盘、韧带、肌肉和关节突关节。椎间盘连接上下两椎体，缓冲、传导和吸收作用于脊柱的应力；关节突关节将上下腰椎连接为一体，保持腰椎前后伸屈、侧弯及转动运动；后纵韧带和黄韧带、棘间韧带，防止脊柱过度前屈；前纵韧带附于椎体和椎间盘前缘，此韧带宽阔而坚韧，防止脊柱过度后伸。

突然的间接暴力，如搬运重物、用力过度或体位姿势不正，将腰部韧带、肌肉拉伤、椎间盘移位、椎体不稳、关节突关节错位、半脱位或脱位、腰骶关节错位、骶髂关节错位等，都可导致急性腰扭伤。

二、临床表现与诊断

首先有腰部急性外伤史，因腰部剧烈疼痛而弯腰屈背，行动困难，卧位翻身不便，咳嗽、深呼吸可引起腰痛加重。

还可表现为腰肌痉挛、明显压痛，痛点广泛，椎旁压痛显著。一侧或双侧腰骶关节或骶髂关节压痛，两侧髂后上棘位置不对称且有压痛，疼痛向臀部、大腿放散，但不超越膝关节。

三、影像学检查

X线片显示腰椎前凸消失或平直，或后凸、侧凸，无骨质破坏和骨折，腰椎CT可见椎间盘轻度膨出。

四、治疗方法

（1）急性期卧床休息。

（2）物理治疗：热敷、TDP、超短波等。

（3）当肌痉挛缓解后行小关节复位、骶髂关节复位。

第二节　慢性腰部劳损

腰部劳损既往多称腰肌劳损。因为主要病理改变不在腰肌而主要在关节突关节，故称腰部劳损。常因慢性损伤，如久坐、长时间弯腰工作，被动体位等，或因急性腰扭伤后遗症形成慢性腰痛。

一、解剖与发病机制

腰椎生理弯曲为前凸，第3腰椎居前凸弧顶，腰部经常前屈，破坏腰椎生理弯曲、后纵韧带、棘间韧带、棘上韧带、关节突关节囊均遭受牵拉。关节囊松弛、关节失稳，造成关节突关节错位，产生腰背慢性疼痛。或因急性腰扭伤，后纵韧带撕裂，关节突关节错位、半脱位，修复不全留下慢性腰背痛。

二、临床表现与诊断

慢性腰痛，隐隐发作，弯腰活动时加重，休息好转，卧床后反而加重，晨起腰部不适，稍事活动可减轻，活动稍久又加重。

腰部视诊无明显改变，无叩痛，但有棘上韧带损伤，棘突可有显著叩痛。笔者统计了3129病例中，所有病例均在椎旁小关节处明显压痛，多在第3腰椎，其次为第4腰椎和第5腰椎，左侧居多，腰椎前屈明显受限。

三、治疗方法

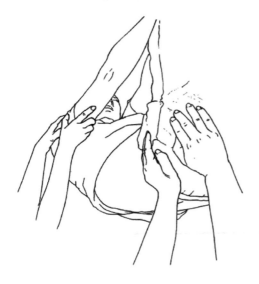

图 7-2-1　腰椎椎间关节错位侧卧旋转复位法

首选腰椎小关节复位，疗效奇佳，多数仅一次治愈。复位后，腰痛消失。如果有剩余不适，可行物理辅助治疗。

1. 侧卧旋转复位法：患者侧卧位，医生与助手立于背后，双手分别置于患者上侧肩部和髂部，同时分别拉肩、推髋，使腰部旋转，可反复 1～3 次。旋转极点时，顿挫一下，可闻复位声，棘突位置恢复正常，压痛消失，表示椎间关节已复位（图 7-2-1）。

2. 按压复位法：患者俯卧位，腹部垫平枕，医生双手叠加于移位棘突之上凸侧，嘱患者深吸气，使腹部隆起，腰椎后凸达极点，当大呼气时以掌根突然由上往下推向健侧，使移位棘突复位，如手下有移动或有复位声时，即表示椎间关节复位。如一次未成功，可反复几次（图 7-2-2）。

有时侧卧复位法未完全复位时，以此法作为补充治疗，可达到完全复位。该法作为补充治疗在临床上更为常用。

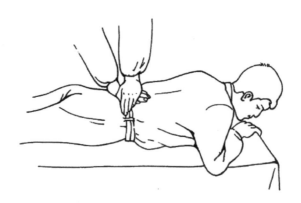

图 7-2-2　腰椎椎间关节错位按压复位法

3.坐位旋转复位法（以右侧错位为例）：患者坐位，患侧下肢屈髋、屈膝90°，对侧腿伸直，足跟着地。医生立于其身后，以一手拇指顶住患椎棘突偏侧，另一手越过其腋下，握住侧肩。助手双腿夹住患者屈曲股部，固定臀部。嘱患者低头屈背、弯腰，医生两手用力旋转腰部，反复几次，最后顿挫一下，拇指下可有移动感或有复位声响，即已复位（图7-2-3）。

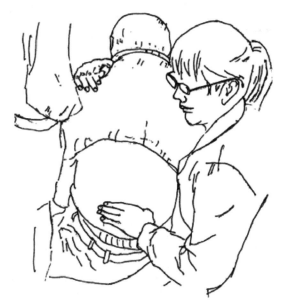

图 7-2-3　腰椎椎间关节错位坐位旋转复位法

第三节　腰椎小关节滑膜嵌顿症

腰椎关节突关节又称小关节。关节突关节失稳和轻度移位，是急性腰扭伤、慢性腰部劳损、滑膜嵌顿症等主要病理改变。

一、解剖与发病机制

上位椎体下关节突与下位椎体上关节突构成关节突关节。关节囊薄弱，关节面呈矢状位，便于腰椎前屈、后伸和侧屈，但旋转角度很小。有稳定脊柱作用，并不负重。

当腰椎在不正确姿势下负重或活动时，或突然腰椎闪扭，由于关节突关节稳定性差，活动度小，便可使关节突关节损伤、错位、半脱位。弯腰时小关节大开，松弛的关节滑囊被吸入，直腰时滑囊嵌压关节腔内。富有神经末梢的滑囊被嵌顿、挤压而发生充血、水肿等炎性反应，出现剧烈疼痛、反射性腰肌痉挛。

二、临床表现与诊断

多发生中老年人，有明显的腰部急性扭伤史，腰痛剧烈，屈膝弯腰，两手扶持腰部，活动困难，打喷嚏、深呼吸疼痛加重，只能侧卧，不敢翻身。因马尾神经和自主神经激惹，可出现二便异常。还可表现为腰肌痉挛，板样硬，腰椎后凸，椎旁小关节有明显压痛，可放射臀部和股外侧。

三、影像学检查

X线片显示腰椎生理弯曲消失、平直或后凸，小关节间隙变窄，两侧不对称，腰大肌影模糊。

四、手法复位

复位前行局部封闭或热疗。热疗如短波、超短波以及远红外线等，可使腰肌痉挛得以缓解，疼痛减轻，有利于手法复位的成功和术后恢复。

1. 牵引按压复位法：患者俯卧位，腹部垫一高枕，高度适宜，可减轻疼痛和便于治疗。第一助手双手分别牵拉患者双腋下，第二助手双手握住患者双踝，两者做持续对抗牵引。医生双手叠加于患者腰骶关节处，反复下压，逐渐加大压力和频率使其腰部放松，同时第二助手逐渐抬高其下肢，增加腰椎前凸，如腰部剧烈疼痛不减，说明嵌顿尚未解除，需继续重复以上手法。当腰椎后伸时疼痛减轻或消失，说明嵌顿已解除。若反复操作无效，应考虑嵌顿可能在第4至第5腰椎椎间关节，医生双手上移至第4至第5腰椎施治，直至治愈（图7-3-1）。

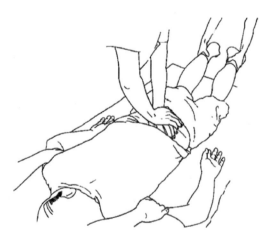

图 7-3-1　腰椎椎间关节滑膜嵌顿牵引按压复位法

2.**牵引床复位法**：方法可参考腰椎滑脱牵引复位法（参见本章第五节内容）。牵引时腹部垫一高枕，便于嵌顿滑膜复位。

3.**反背颠簸法**：嘱患者立位，医生与患者背对背站立以两肘伸入患者双腋下，将患者背起，患者足部悬空，医生以骶部抵住患者腰部，反复上下颠簸、左右摇摆患者腰部和下肢，如患者感到腰部有滑动感，滑膜嵌顿即已复位（图7-3-2）。

第四节　腰椎旋转型椎间关节错位

一、病因与发病机制

腰椎关节突关节面倾斜变化较大，两侧常不对称，若一个或多个两侧关节面不对称，呈斜形

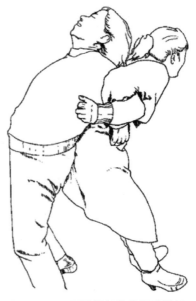

图 7-3-2　腰椎椎间关节滑膜嵌顿反背颠簸法

或扭转型关节突关节易扭伤。当受到扭转外力作用时，腰椎两个关节突关节面，一个向前，一个向后，若稍超出正常范围而不能复原位时，即发生旋转错位。第4腰椎在旋转运动中，活动度最大，旋转错位概率最高。

二、临床表现与诊断

腰部常隐痛不适，向下放射至臀骶尾部，腰部旋转不利。两侧腰肌稍紧张，无明显压痛，棘突向左侧偏（左侧关节面向前，右侧关节面向后），或向右侧偏（右侧关节面向前，左侧向后），轻微压痛。

三、手法复位

1.**棘突归位复位法**：嘱患者俯卧位，腹下垫一平枕，第一助手拉住患者双腋下，第二助手握双踝，两者做反牵引。医生立于患侧，以一手拇指与食指中节捏住患椎棘突，嘱患者有节律地用力咳嗽，当患者放松，咳有力时，顺势扭动患椎棘突回位，若手下有移动，棘突复正，则复位成功（图7-4-1）。

2.**旋转复位法（以棘突右偏为例）**：患者坐凳上，右腿侧方伸直，足跟着地，左腿屈髋、屈膝90°，助手双腿夹持患者左股部，固定臀部。医生坐于其身后，

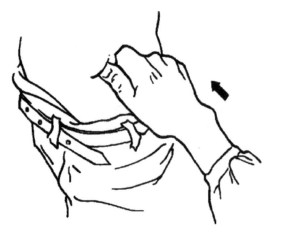

图 7-4-1　腰椎旋转型椎间关节错位棘突归位复位法

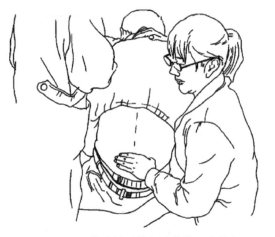

图 7-4-2　腰椎旋转型椎间关节错位旋转复位法

以左手拇指钩压患椎棘突右侧，右臂通过患者右腋下，手掌压于患者颈后，嘱患者低头、屈背、弯腰，以左手拇指下棘突为支点，以右臂为力臂，以腰椎为轴，双手用力旋转，当感到拇指下移动，且有复位声响，棘突整复，或者相反方向旋转，以右手拇指顶压患椎棘突右侧，左臂通过患者左腋下，扳住颈后，使腰部向左旋转（图7-4-2）。

3. 棘突拨正复位法（以右侧为例）：患者俯卧位，两腿分开。医生立于患侧，以右手拇指顶住其棘突右侧，以左手抓起患者左腿，使其尽量后伸，以患椎为支点，借抬腿侧旋腰椎，右手拇指借力拨正偏移棘突，即完成复位（图7-4-3）。

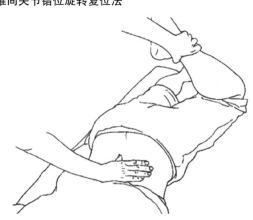

图 7-4-3　腰椎旋转型椎间关节错位棘突拨正复位法

第五节　腰椎退行性滑脱

一、病因与发病机制

腰椎滑脱是由于第5腰椎上关节突关节面多呈凹面型，少数呈平面型；下关节突的关节面变化较大，以凸面型和平面型为主，其次为凹面型和波浪形（S形）。平面型易于滑行，造成不稳。外伤和劳损以及腰椎退行性改变等因素也易引起腰椎滑脱。椎弓根峡部完整的腰椎滑脱称假性滑脱；椎弓根峡部断裂称真性滑脱。在椎间盘、关节突关节退变条件下，如长期劳损和外伤作用，加速腰椎退行性滑脱的发生和进展。大部分退行性腰椎滑脱属于假性滑脱，达Ⅰ°～Ⅱ°（图7-5-1）。

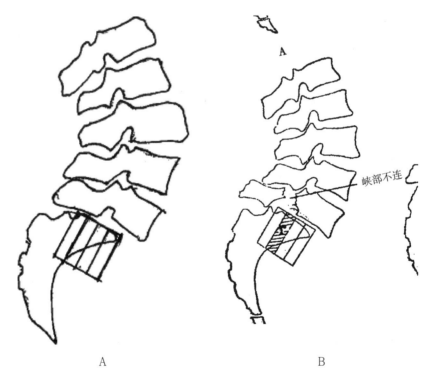

峡部不连

A   B

图 7-5-1　第 5 腰椎前滑脱示意图

A. 第5腰椎前滑脱（退行性）。B. 第5腰椎前滑脱，峡部不连

二、临床表现与诊断

腰椎退行性滑脱以腰痛和坐骨神经痛为主要症状。腰痛常急性发作，或在慢性腰痛基础上突然加重，有明显外伤史。疼痛多双侧性，由下腰放射臀部和腹股沟及腿部，弯腰转直立受限，出现绞锁现象。

影像学改变对诊断腰椎滑脱有重要意义。腰椎退行性滑脱可分为前滑脱和后滑脱两型。X 线侧位片椎体后缘连线与滑移椎体下缘连线的交点至滑移椎体后缘的距离 ≥ 3mm，可诊断腰椎滑脱。双斜位片要看椎弓根峡部是否完整，如完整则为假性滑脱；如峡部断裂则为真性滑脱。CT 表现更能看出椎体滑脱水平，包括椎间关节改变、椎间盘突出、椎体骨质增生，硬膜和马尾神经受压移位。MRI 表现可显示腰椎成角、腰椎滑脱直接征象，直观椎管状态和马尾神经受压改变。

三、手法复位

患者俯卧于牵引床上，腹下垫一平枕，用牵引带分别固定其骨盆和双肩，做反牵引，逐渐加大牵引力度，当腰腹被牵引成直线形（注意患者反应，如有不良现象，适时停止）。医生立于一侧，如是前滑脱，双手叠加于下位腰椎棘突部位；如是后滑脱，双手叠加于患椎棘突上。反复冲击加压直至手下有滑动感，或加压之椎体棘突已平复，说明已复位。X 线检查显示滑脱已整复。术后患者绝对卧床2 周，如起床需系腰腹带，禁止腰部活动（图 7-5-2）。

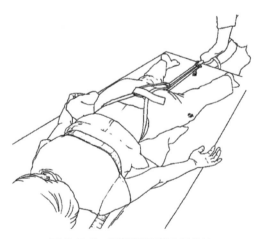

图 7-5-2　腰椎滑脱牵引复位法

四、讨论

（1）腰椎滑脱本是手术指征，一贯是手术复位，内固定。假性腰椎滑脱峡部完整，仅为Ⅰ°～Ⅱ°。治疗实践告诉我们，假性腰椎滑脱不需手术也可以治愈。

（2）病例选择：术前应做必要的身体检查，如血压、心电图、血常规和尿、便常规等。年老体弱、骨质疏松、有慢性病者应慎用此法。

（3）术中牵引力很大，几乎将胸腹拉成直线。首先嘱咐患者如有不良反应，如心前区不适、心跳过快、呼吸困难等不适症状，立即报告医生；在操作中，医生时刻注意观察患者的反应，如发生不良征兆，立即 停止治疗，妥善处置，以免发生意外。

（4）腰部肌力很大，牵引力度要充分，拉开椎间关节，是滑脱复位的首要条件，在此基础上方行手法复位。按压部位要准确，反复多次，直至棘突平复。下腰椎解剖变异较大，术前仔细检查，结合影像学改变，指导复位和检验治疗效果。

第六节　腰椎间盘突出症

一、病因与发病机制

椎间盘生理性退行性变是椎间盘突出的基本原因，间盘纤维环退变在人体20岁已开始。外伤可导致纤维环水平撕裂和软骨终板破裂，是椎间盘突出的重要诱因。过度负荷，如长期从事弯腰工作和重体力劳动及职业司机（震颤损伤）等，由于腰椎间盘经常承受较大压力和负荷以及突然外伤，增加了退变的椎间盘突出的概率。脊柱生理弯曲改变，腰椎侧弯，腰椎畸形，腰椎单侧骶化，下腰椎小关节方向不对称，也增加腰椎间盘突出的危险性。腰椎间盘突出有家族性和民族性。

二、临床表现与诊断

腰背痛是腰椎间盘突出症的最早症状。一般为钝痛，活动时加重，卧床休息时减轻。疼痛一段时间后出现腿痛。疼痛部位多在下腰及腰骶部。当椎间盘突出急性发作时，腰背疼痛剧烈，腰背肌痉挛板样硬。腰痛在慢性期多不明显，而以腿部放射痛为主。第4至第5腰椎和第5腰椎至第1骶椎间盘突出坐骨神经受累，疼痛从臀部放射腿后外侧，可达足趾。自觉筋短，间歇跛行。第2至第3腰椎和第3至第4腰椎间盘突出时股神经受累，除腰痛外出现下腹、腹股沟及大腿前内侧放射疼痛。

部分腰椎间盘突出症患者，出现下肢外侧麻木。椎间盘突出时间稍长，臀部和下肢肌肉萎缩。

马尾神经受累导致马鞍区麻木，二便无力或失禁，男性出现阳痿。体征：急性期典型姿势是腰椎前屈侧弯，臀部扭向一侧，间歇跛行。患椎椎间隙棘突旁出现压痛，放射臀部和下肢。患侧坐骨神经出口及耻骨结节压痛。受累区域肌肉萎缩，感觉障碍，膝反射、跟腱反射减弱或引不出。直腿抬高试验阳性，加强试验阳性，跷拇试验阳性，或股神经牵拉试验阳性。

1. 影像学改变：X 线片仅能反映椎间盘突出的间接改变，腰椎前凸减小、消失或反常后凸，腰椎侧弯，椎间隙变窄，椎体前后缘骨刺形成，椎体 Schmorl 结节形成等。

2. CT 表现：

（1）椎间盘变性膨出，椎体周边出现对称、均匀的环形软组织影。

（2）椎间盘突出表现其后缘局限性凸入椎管，硬膜囊受压移位，椎间盘的密度影居中或偏后外侧。

（3）椎间盘脱出表现纤维环破裂后，髓核不规则突入椎管或游离其中压迫硬膜囊及马尾神经。

3. MRI 表现：矢状位 T_1 加权像和 T_2 加权像均可较好地显示椎间盘和椎体退行性改变及椎间盘突出的部位与大小，并可见硬膜囊、马尾神经受压移位情况，横断面扫描影像不如 CT 清楚。

正常人可有椎间盘突出和膨出，但无临床症状和体征，影像学均有描述，因此腰椎间盘突出诊断以临床诊断为主，影像学诊断作为参考。

三、手法复位适应证与禁忌证

（1）腰椎间盘突出者适合手法治疗。髓核脱入椎管且游离者不宜手法治疗。

（2）腰椎间盘突出偏于后外侧者手法复位效果较佳。中央型疗效欠佳，不宜手法治疗。

（3）腰椎间盘突出突入椎管内不超过 1/3 容积，手法疗效较好。突出量达 1/2 以上难以回复，应考虑手术治疗。

（4）腰椎间盘突出较久，纤维环、后纵韧带、硬膜囊可能粘连、钙化时可试行手法治疗，如治疗无效再手术治疗。

（5）如同时有腰椎间关节错位更适合一次性手法治疗。

四、手法复位

1. 立式牵引还纳法：利用特制立式床，床面与地面倾斜 70° 角（图 7-6-1）。患者俯卧于床上，双手握住床上方扶手，下胸部以宽带固定床上，双下肢下垂，以体重做牵引。当患者肢体放松时嘱其深吸气，使腹部隆起，以特制小橡胶棒顶在椎旁间隙压痛点（即椎间盘突出部位）上，再嘱患者大呼气时，以杠杆力垂直冲压痛点，每次 1 个痛点冲压两次即可。每日 1 次，平均 10 次左右可治愈（图 7-6-2）。

术后要求绝对卧床，同时避免做弯腰活动。当腰腿痛消失，查腰椎旁无压痛，耻骨结节压痛消失，直腿抬高试验阴性，跷拇试验阴性，即认为治愈。其后 1 个月内避免弯腰和腰扭伤。

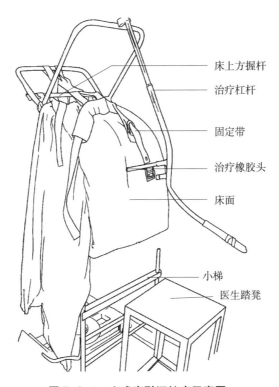

床上方握杆
治疗杠杆
固定带
治疗橡胶头
床面
小梯
医生踏凳

图 7-6-1　立式牵引还纳床示意图

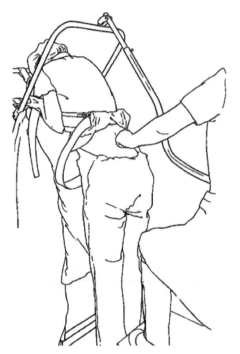

图 7-6-2　立式牵引还纳床治疗腰椎间盘突出症

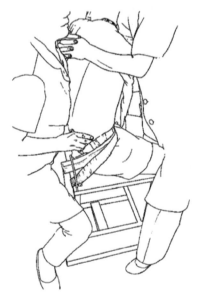

图 7-6-3　一次性手法复位治疗腰椎间盘突出症

2.一次性手法复位：患者坐在特制凳上，将骨盆固定于凳上使其不转动。助手立于患者前侧，熊抱患者且向上牵引，拉开腰椎间隙。医生坐于患者背侧，以一手拇指顶压在患椎棘突偏侧，另一手臂穿过患者腋下，经胸前手握对侧肩。当助手牵引达到极限时，以患椎棘突为支点大力旋转腰椎，可感到棘突移动并可闻复位声。在椎间关节复位同时椎间盘也随之复位。患者立刻感到腰腿疼痛明显减轻或消失，说明治疗成功。一次未成功，可重复操作2~3次（图7-6-3）。

复位后要求绝对卧床休息2周，腰部可施物理治疗。

五、讨论

（1）立式牵引还纳床的设想：牵引床治疗腰椎间盘突出症已有30~40年历史，牵引床是平板床，虽然有电子设备控制，但疗效不甚理想。医生以手指或小木棍顶压治疗腰椎间盘有一定的疗效，但治愈率很低。在这个基础上，产生了立式床自身牵引，以杠杆作用原理，用橡胶棍儿还纳突出腰间盘的构想，取得良好效果。

（2）选好适应证，治愈率达90%以上。绝大多数患者不情愿手术，患者对手术的顾虑和手术疗效不确定，于是非手术治疗便成首选，而且绝大多数患者是适应证，疗效可靠。症状和体征消失，即为治愈，而且没有复发者。虽然在治疗的几十秒钟内有些痛苦，还是可以忍受的。

（3）操作简便易行，治疗时间短。医生只要熟练认知腰间盘突出点，操作准确，力度适当，患者配合卧床休息，便可获得良好效果。

（4）手法治疗达到临床治愈，影像学不能达到间盘完全归位。虽然如此，到目前为止未发现复发病例。

第七节　第3腰椎横突综合征

第3腰椎横突综合征是指因附着于第3腰椎横突的软组织损伤而发生的病理改变，导致腰痛，臀部放射痛，是下腰痛之常见病症。以第3腰椎横突末端明显压痛为特征。此病常见于青壮年，多有外伤或慢性劳损史，以及腰椎姿势不正等原因。

一、解剖与发病机制

腰椎横突是腰背筋膜前层附着部，是腰大肌起点之一，腹内斜肌通过筋膜也起始于此。横突下缘有来自横突前动静脉分支在此通过，第1至第3腰椎神经后支穿过横突间肌筋膜达横突背部。第3腰椎横突最长，其横突是腰椎侧弯、旋转之枢纽，其末端承受的拉应力最大，最易受伤和劳损，导致第3腰椎横突附着部软组织受到牵拉、撕裂，引起肌肉、肌腱、筋膜等组织渗出、出血、机化等病理改变。继而横突周围水肿，瘢痕粘连，筋膜增厚，肌腱挛缩，周围神经血管卡压，炎性刺激，引起腰痛，向臀部放散。

二、临床表现与诊断

常有外伤史或慢性劳损史，如长期强迫弯腰、侧弯姿势等，多见于青壮年。

此病表现为腰背痛或腰臀部放射疼痛，以左侧最为多见，晨起时疼痛明显，弯腰后直起困难，稍微活动后尚能缓解。剧烈活动后明显加重。患侧腰肌紧张，第3腰椎横突末端明显压痛，可触及纤维结节，有时向下放散，多为单侧。

三、影像学检查

腰椎生理前凸消失而平直，第3腰椎横突过长、过大，两侧不对称且向后倾斜。手诊第3腰椎一侧横突末端可触及结节和压痛，即可确诊。

四、治疗方法

封闭疗法：1% 奴夫卡因 3mL 或 1% 利多卡因 2~3mL 加醋酸曲安奈德注射液 0.1mL(1.0mg)，每 5 日 1 次，2~3 次治愈。

注意：注射部位为横突尖，位置准确是疗效保证，封闭后勿热疗和按摩。

第八节　骶尾关节错位

一、解剖与发病机别

骶骨由 5 个骶椎融合而成，略呈扁平的三角形，稍向后下弯曲，第 5 骶椎椎体下部狭小，垂直向下，称骶骨尖，有一卵圆形关节面与尾骨相接。

尾骨为三角形骨块，通常由 4 个尾椎融合而成。上端第 1 尾椎最大，椎体上面构成尾骨的底部，有一卵圆形关节面，与骶骨尖构成关节。

骶尾关节错位多有跌坐伤和局部撞击伤（图 7-8-1）。

受伤后骶尾部肿胀、疼痛，骶尾关节略显凸出，蹲、坐时症状加重，局部有压痛。X 线片一般无改变。

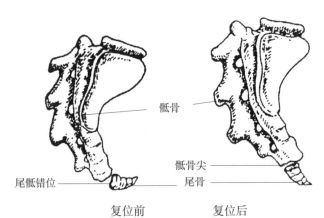

骶骨

骶骨尖

尾骨

尾骶错位

复位前　　　　复位后

图 7-8-1　骶尾关节错位、复位后示意图

二、手法复位

方法一：嘱患者胸膝卧位，医生一手置于其骶骨下部，另一只手戴手套，以食指做指肛检查，当触及骶尾关节时有压痛，食指稍下移至尾椎部，向上外撬起

尾骨，与外部手合力对抗，可感到尾椎向上移动，且有复位声，即已复位（图7-8-2）。

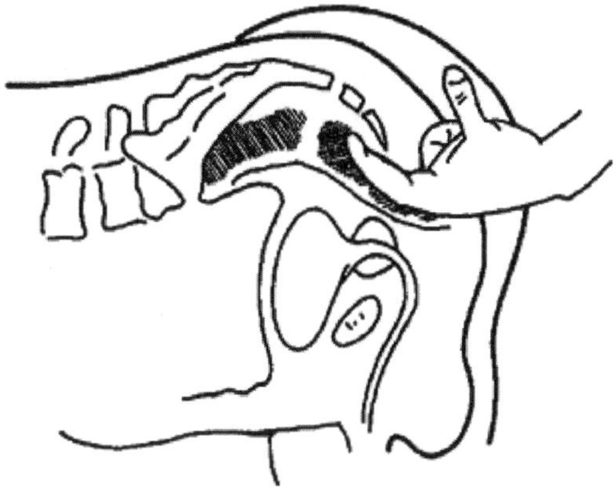

方法二：患者两腿分开站立于地，上身卧于床上。医生一旁侧立，一手掌根部按压在骶骨尖背侧，另一手掌小鱼际置于尾椎背侧，嘱患者有节律地鼓气咳嗽，医生两手先随之迎上，待患者放松，鼓咳有力时，在某一咳嗽刚刚开始的瞬间，上手压骶骨尖向腹侧，下手随之推尾椎向上方。若有移动，且低凹已复平，则示复位成功（图7-8-3）。

复位后每日热浴1次，共1周。

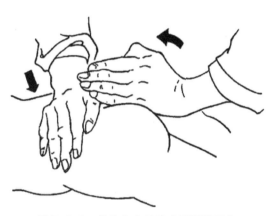

图7-8-2 肛内复位治疗骶尾椎脱位

图7-8-3 体外复位法治疗骶尾椎脱位

第九节 尾骨痛

尾骨是人类尾巴进化过程中退化残留物，常因许多原因引起尾骨、骶骨下部软组织疼痛。

一、解剖与发病机制

尾骨多为4节，其上节与骶骨形成骶尾关节，余节经常融合在一起。前有肛门括约肌，后有腰大肌、肛提肌。骶尾韧带环绕骶尾关节，骶尾前韧带及直肠附着前侧，两侧骶结节韧带及骶棘韧带附尾骨角（最上面结节）。受第4、第5骶神经支配，尾神经丛为第5骶神经交通支及尾神经联合构成。

尾骨一般有4种形态：①尾骨向前弯曲。②尾骨屈曲直向前方。③尾骨向前急剧成角。④骶尾关节、尾间关节呈半脱位状。后3种形态易发生尾骨痛。

尾骨痛最常见原因：①臀部损伤，骶尾韧带撕裂尾骨半脱位。②骶尾关节退行性关节炎半脱位、关节狭窄、硬化，活动受限。③尾骨骨折、脱位后，附着尾骨上肌肉强烈牵拉引起疼痛。④尾骨尖痛，肛尾韧带附着的末端结节改变而疼痛。⑤肿瘤致疼痛。脊索瘤最为多见。

此病女性比男性多发。女性骶骨短而宽，前倾幅度较男性小，故而女性尾骨向后突出，易发生损伤。坐骨结节距离大，尾骨暴露，加之妊娠、分娩受伤，发病概率自然增加。

二、临床表现与诊断

尾骨痛多有尾部外伤史，表现为尾部疼痛，坐姿疼痛加重，坐立姿势换位时更能引起疼痛，大便时痛。有时感到骶部、臀部痛，也有时引起腰痛向腿部放散。

胸膝卧位可触及尾骨一侧或尾骨尖压痛，肛诊可及尾部疼痛点，肛提肌、尾骨肌紧张。

三、影像学检查

影像检查可见脱位或骨折，除外肿瘤等疾病。

四、治疗方法

（1）坐浴：每日1次，促进血循环、消炎、消肿止痛。

（2）封闭疗法：1%奴夫卡因5mL或1%利多卡因3mL，加醋酸曲安奈德注射液0.1mL(1.0mg)，每5日1次，3次治愈（此法禁止热疗和坐浴）。

（3）手法复位：如有骶尾关节、尾骨间脱位经肛门复位。注意尾骨间关节并不规则，勿误诊脱位（参考骶尾椎脱位复位方法）。

（4）治疗相关疾病：如腰骶疾患、盆腔炎症、肿瘤等。

第十节　股外侧皮神经炎

股外侧皮神经受损，支配区感觉异常，而得名股外侧神经炎，又称Roth（罗特）病。应属于神经科范畴，但其发病的主要原因是该神经起始部受到椎间孔卡压，因此常常由骨科诊治。

一、解剖与发病机制

股外侧皮神经来自腰2~腰3神经前支的后股，于腰大肌外侧缘斜向外下方，经髂肌前面，在髂前上棘内侧的近旁，穿腹股沟韧带深面进入股部；经缝匠肌的前面或后面或穿该肌上部之后，分前后两支。前支在髂前上棘下方约10cm处穿出阔筋膜下降，呈两分支分布于股部前外侧，至膝关节皮肤。后支在前支稍下方，穿出阔筋膜，继而分成分支，分布于股部外侧，自大转子至股中部皮肤（图7-10-1、图7-10-2）。

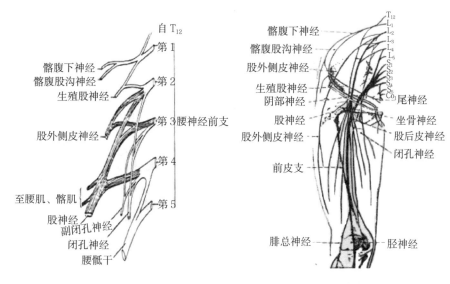

图7-10-1　股外侧皮神经起始部　　　图7-10-2　股外侧皮神经分布

股外侧皮神经虽然路径较长，但均有肌肉、韧带、筋膜等保护，不易受到伤害。由于腰椎的运动较频，特别是第2、第3腰椎椎体活动幅度较大，该关节突关节错位、移位常有发生，椎间孔口径缩窄，股外侧皮神经初始部受到卡压。其为感觉神经损伤后支配区域皮肤感觉异常。

二、临床表现与诊断

患者主诉一侧大腿外侧疼痛、不适。疼痛并不十分剧烈，或为刺痛，或为麻痛，或为烧灼感，或为过敏痛（俗话：惊呲溜痛），时轻时重，常为单侧，腰痛可有可无。

查体时，患侧大腿外侧体表皮肤视诊无异常改变，触之过敏。皮肤痛觉检测，股前外侧有一固定痛觉缺失区，上可自股骨大转子，下可达膝关节。痛觉改变区域范围大小不一，个体差异较大。

以手感手诊检查，50例患者第2腰椎椎体均有向病侧偏移、椎旁压痛，可为第 2、第 3 腰椎关节突关节错位，为股外侧皮神经损伤部位。

根据股外侧皮肤疼痛性状，固定的皮肤感觉改变区和神经出口部位的第 2、第 3 腰椎关节突关节错位而损伤股外侧皮神经，便可确诊。

三、治疗方法

曾经用维生素 B_1、维生素 B_{12} 等神经营养药物治疗，髂前上棘内侧股外侧皮神经阻断，股外侧皮肤电刺激，直流电以及直流电药物导入等治疗，均未见疗效。

近年来，以手感手诊明确第 2、第 3 腰椎关节突关节错位，卡压股外侧皮神经，以手法整骨矫正错位，获得满意疗效。

1. 确定第 2、第 3 腰椎关节突关节错位：以手感确定第 2 腰椎偏移、压痛确诊第 2、第 3 腰椎关节突关节错位。影像学检查帮助甚微。

2. 关节突关节复位法：

（1）坐位旋转复位法：患者取坐位，患侧下肢屈髋、屈膝，对侧下肢伸直。助手以双腿夹持屈腿股部，固定骨盆。医生一手拇指顶压第 2 腰椎椎旁病侧，另一只手越过患侧腋下扣于对侧肩头，两手用力旋转患者腰椎，可听见一"咔"响声，或手下有移动感，腰部疼痛消失，复位成功（参考图 7-2-3）。

（2）卧位腰椎旋转复位法：患者取健侧侧卧位，屈颈、屈背、弯腰、屈髋、屈膝，头膝靠近，如虾米状。医生双手劲推上方髂骨，助手牵拉上方肩部，二者同时用力使腰部扭转，当第 2 腰椎复位、压痛消失，复位成功（参考图 7-2-1）。此法也可一人操作。

（3）卧位推压复位法：患者腹卧位，腹部垫枕。医生立于患侧，双手重叠，掌根置于第 2 腰椎旁，嘱患者大吸气鼓起腹部，再随大呼气向健侧推压第 2 腰椎，手下有移动感，疼痛消失，即已复位（参考图 7-2-2）。此法适用于青壮年。

第八章　上肢带骨关节脱位、半脱位、错位

上肢带骨关节即肩关节，一般仅将盂肱关节称为肩关节，其为狭义肩关节。实际上肩关节活动是多关节联合运动，包括盂肱关节、胸锁关节、肩锁关节、肩胛胸壁关节（肩胛骨与胸壁之间连结）、肩峰下机制（第二肩关节）、喙锁机制（喙锁关节）等的共同运动。所以肩关节包括以上关节的联合关节，即广义肩关节。上肢带骨各关节脱位、半脱位、错位是全身最多发的部位。

第一节　肩胛骨错位

一、病因与发病机制

肩胛骨肋面略微凹陷，为肩胛下窝，窝内有数条斜线，斜向上外方，是肩胛下肌附着线。肩胛骨借椎间肌（肩胛提肌、菱形肌及斜方肌）附着于颈胸椎上，借前锯肌附着于第1至第8肋骨上，维持肩胛骨的稳定性和在后胸壁上的滑动。如受外力的作用，肩胛骨与胸壁可发生位移，形成肩胛骨脱位、错位。肩胛骨频繁反复地在胸廓上摩擦，引起局部创伤性炎症，或肌肉反复牵拉，肩胛骨骨膜出现细微撕裂、出血，继而出现瘢痕硬结或骨刺形成，肩胛下肌、后锯肌肌膜结节，肌下滑囊炎。肩胛骨在胸廓上移动，便出现摩擦音或弹响。

二、临床表现与诊断

（1）肩臂过度抬、伸损伤，或有长期俯身劳作史，或有肩胛骨、肋骨外伤、骨折史。

（2）自觉肩胛部钝痛，可放射至颈部、枕部、三头肌上方、三角肌止点、前胸等。活动有摩擦音。

（3）沿肩胛骨脊缘有压痛，触及索条样改变，活动时可触及摩擦音，与胸壁间隙增大而松弛。

（4）X线片对诊断意义不大。

（5）小菱形肌、大菱形肌损伤时疼痛较锐利，压痛位于脊柱旁。而大小圆肌损伤疼痛位居肩胛外缘。冈上下肌疼痛亦非常多见，但疼痛仅限于肩胛骨背侧的冈上下窝。肩胛提肌损伤，压痛点在肩胛骨内上角比较局限，均与肩胛骨错位不难鉴别。

三、手法复位

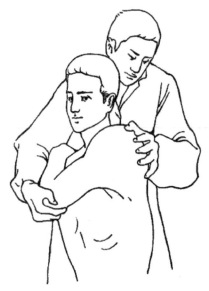

患者坐位，患肘屈曲，手搭在健侧肩上。医生立于其背后，并紧靠患者背部，一手越过健侧肩拉患肘向健侧，另一只手掌推肩胛骨内缘向前内方。两手一推一拉数次，待患者放松时突然顿挫一下（图 8-1-1）。然后，患肘屈曲 90°，助手双手固定于健侧肩部，医生立于患侧背后，一手托患侧肘及前臂，向后内方拉动，同时，另一只手按在肩胛骨内上方，向前推压。两手拉推数次，待患者放松时，突然顿挫一下。每日 1 次，大约 5 次以上方能治愈（图 8-1-2）。

术后每日需远红外线治疗，每次 30min，

图 8-1-1　肩胛骨错位复位法第一步

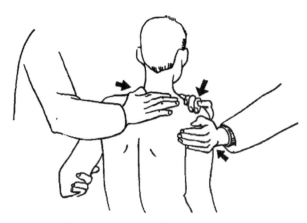

图 8-1-2　肩胛骨错位复位法第二步

每日1次，10次为1个疗程。

四、讨论

1. **肩胛胸壁关节解剖特点**：其为特殊的关节，并不具备一般关节的结构，应该说是所谓的关节，主要由肌肉维持其平衡。一旦肌肉损伤或劳损，发生肌肉松弛无力或痉挛紧缩，便破坏了原有的平衡，使肩胛骨位置错移及运动失常。如前锯肌松弛可导致肩胛骨与胸壁间距离略微增宽，痉挛使肩胛下角旋前受限；斜方肌上部纤维松弛可导致肩胛骨外展与上旋不能到位，痉挛则使肩胛骨内收和下旋受限。

2. **与肩胛骨周围肌肉损伤、劳损相鉴别**：内侧大小菱形肌及外侧大小圆肌的损伤与劳损和本病有类似症状，但疼痛的部位和对肩胛骨的影响是可以鉴别的。冈上下肌疼痛比较多见，压痛点位于肩胛冈上下窝内；肩胛提肌劳损、炎症等引起疼痛，位于肩胛内上角，痛点单一，与本病表现不同。

3. **复位不能一次完成**：肩胛胸壁关节解剖与错位发生机制不同于一般关节，一般关节复位只是两骨端恢复正常位置即可，而肩胛胸壁关节复位可解除肌肉、筋膜的痉挛或松弛，恢复原来的平衡，需要多次复位方能解除肌肉、筋膜病变，逐渐达到原有平衡，症状方能消除，恢复正常。一般需5~6次。

第二节　肩胛骨脱位

一、临床表现与诊断

肩胛背侧曾受暴力撞击，肩胛骨向外移位，下角外旋有时嵌入肋间（图8-2-1）。

患侧后背剧烈疼痛，表现在肩胛骨上下方，可放射到颈部、枕部、三头肌上方、三角肌止点，环绕前胸、前臂内侧直达手部，引起麻木或针刺感。肩关节上举、外展时疼痛加重。

二、手法复位

患者俯卧位，助手立于患者头侧，牵

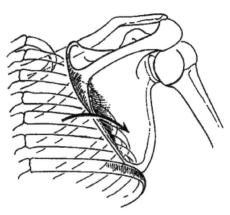

图8-2-1　肩胛骨脱位示意图

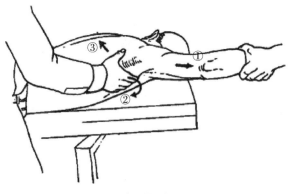

图 8-2-2　肩胛骨脱位手法治疗
①牵拉患肢过度外展。②肩胛骨前旋。③肩胛推向背侧

拉患侧上肢过度外展，行持续牵引。医生握肩胛骨的腋缘，将其前旋，然后推肩胛骨背侧，即可复位（图 8-2-2）。

三、复位后固定

以宽胶布经胸前、上臂外上方，经患侧肩胛骨，绕过背部至对侧肩前固定之。腋下放置棉垫，胶布经过处涂松节油。前臂做颈腕悬吊，维持 2~3 周。

第三节　胸锁关节错位

胸锁关节由锁骨的胸骨关节面与胸骨柄的锁骨切迹和第 1 肋软骨构成。关节囊前后壁较薄，上下壁略厚。有 4 条韧带（胸锁前、后韧带，锁骨间韧带，肋锁韧带），加强关节囊，限制和稳定胸锁关节。向上运动主要受肋锁韧带和关节囊下部限制，向下运动主要受锁骨间韧带和胸锁前后韧带限制；向前运动主要受胸锁前韧带和肋锁韧带后层限制；向后则受胸锁后韧带和肋锁韧带前层限制。不同方向的外力损伤不同韧带，会出现相应方向的胸锁关节移位。

一、病因与发病机制

当锁骨肩峰端上举时，外力沿锁骨胸端矢状轴作用肋锁韧带及关节囊下部受累，使锁骨胸端向上错位；当锁骨肩峰端下移时，锁骨间韧带和胸锁前、后韧带受伤，向下错位；外力沿胸骨锁骨切迹垂直轴作用时，胸锁前韧带和肋锁韧带的后层损伤，锁骨胸端向前移位；若胸锁后韧带和肋锁韧带前层损伤时，向后移位（图 8-3-1）。

二、临床表现与诊断

（1）肩部受强烈向下、向后外力伤害，或长期从事拉、挑、扛体力劳动等病史。
（2）自觉胸骨上端不同程度疼痛，肩部活动、扩胸运动、深呼吸时疼痛加重。

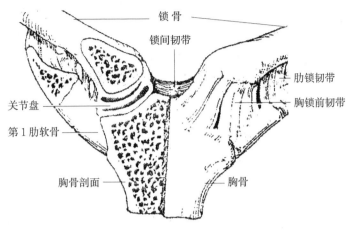

图 8-3-1　胸锁关节

（3）锁骨胸端与对侧对比向上、向下或向前、向后位置改变，且无压痛。急性期略肿胀。

（4）X 线前后位片可见胸锁关节间隙改变，如变形、增宽等。与对侧对比锁骨有移位。由于损伤程度不同，改变也异同，轻微移位者改变不明显。

三、手法复位

1. **拉肩复位法**：患者坐矮凳上，医生立于其背侧，双手固定双肩外侧，以一膝盖顶住患者背上部（相当于第3胸椎），膝顶手拉对抗用力，反复几次后顿挫一下，锁骨胸端位置恢复正常，即已复位（图 8-3-2）。

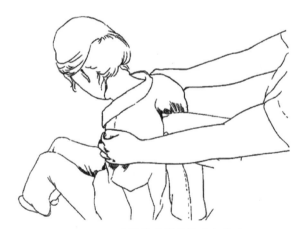

图 8-3-2　胸锁关节错位拉肩复位法

2. **压肩复位法**：患者仰卧位，沿上胸椎垫一圆枕。医生立于床头，面对患者，以双手分别压在患者双肩外侧，适度用力下压，连续操作几次，当患者放松时，顿挫一下，如锁骨胸端位置回复正常，两侧一致，即已复位（图 8-3-3）。

3. **抬肩复位法**（以右侧为例）：患者端坐，助手在背后以膝顶其背部，双手固定双肩并朝后牵拉。医生立于患肩前侧，嘱患者前臂搭于医生左肩背，医生屈肘顶

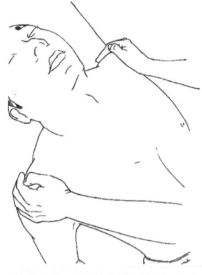

图 8-3-3　胸锁关节错位压肩复位法

抵患者腋下，以拇、食指捏定患者锁骨胸端，右手按在胸锁关节上。首先轻柔地前后活动患肩，范围逐渐加大，待完全放松时，突然最大限度地顿挫一下。然后再上下活动患肩，并最大限度地向上顿挫一下，再沿顺、逆时针方向各旋转数次。锁骨复位，胸锁关节平复（图 8-3-4）。

四、讨论复位机制

无论拉肩、压肩，还是抬肩旋转等方法，都是首先充分扩大关节间隙，消除阻抗，利用杠杆原理，以较小力量充分活动锁骨胸端及其关节盘，松解绞锁，以利复原。最后的顿挫是以爆发力松解绞锁，其作用比单纯被动活动要强。但力度要适当，之后要立即放开。

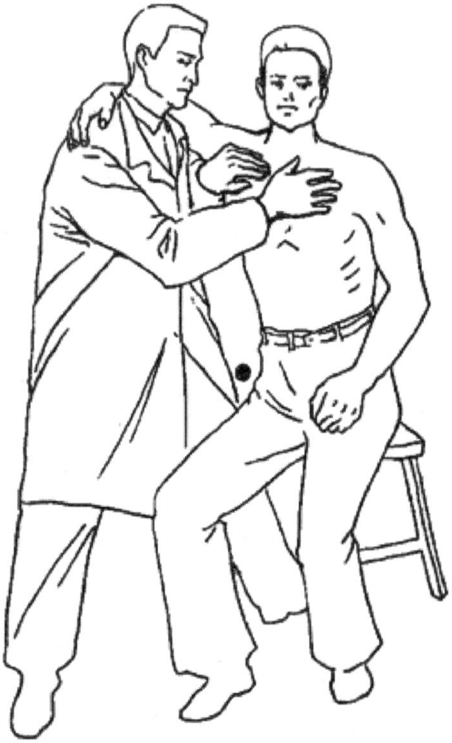

第四节　胸锁关节脱位、半脱位

锁骨膨大的内端与胸骨柄切迹的关节面构成胸锁关节，属微动关节。之间的软骨盘弥补了关节的不协调，缓冲由锁骨纵轴传递的应力，其关节囊和胸锁前后韧带及锁骨间韧带维持了关节的稳定性。

一、病因与发病机制

当外力作用于肩部，通过第 1 肋骨为支点的杠杆作用，肩部急剧地向后、向下用力，引起锁骨内端向上、向前突出，造成前脱位，偶尔向上脱位。脱位时，关节囊、胸锁韧带及肋锁韧带完全断裂，如肋锁韧带未完全断裂为半脱位。直接暴力，如车祸，直接冲击锁骨的胸端，使其向后、向

图 8-3-4　胸锁关节错位抬肩复位法

下脱位，形成胸锁关节后脱位，可造成严重后果。经常劳作和锁骨运动过度外展，使胸锁关节慢性劳损，关节松弛，形成慢性劳损性脱位，一般前脱位和上脱位较多见（图8-4-1）。

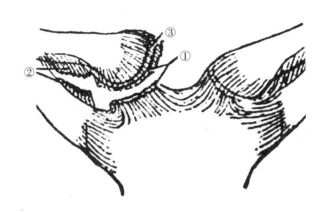

图 8-4-1　胸锁关节脱位示意图

①胸锁韧带破裂。②肋锁韧带破裂。③关节盘仍与锁骨相连

二、临床表现与诊断

肩部或胸部有明显的外伤史，胸锁关节肿胀、疼痛，可见瘀斑，胸锁关节隆起或凹陷，两侧不对称，患侧肩下垂，盂肱关节功能障碍。前脱位和上脱位，锁骨胸端隆起明显，肩关节运动受限，以健侧手托患侧肘臂，以减轻上肢下垂引起的疼痛。

此病表现为半脱位锁骨胸端轻度隆起，肿胀不十分明显，但局部有压痛，肩后伸可引起胸锁关节疼痛，盂肱关节功能无明显障碍。

胸锁关节后脱位，局部疼痛明显，胸锁关节凹陷，严重者压迫气管、血管和食道，可出现呼吸困难或窒息，胸部紧缩感，吞咽困难，颈静脉充血，患侧上肢血循环受累，甚至休克。

三、复位治疗

虽然胸锁韧带已破裂，关节盘自其附着处破裂分离，但仍与锁骨相连，手法复位并不困难。如关节盘的游离部分自行叠起，并位于关节面中间，这时只能手术治疗。

手法复位：患者端坐于矮凳上，医生位于其身后，以一膝顶其后背肩胛间，双手向上向后拉双肩，直至锁骨胸端归位，保持复位状态，准备上后"8"字石膏绷带。

首先在患者双腋下放置棉垫，然后以3cm宽石膏绷带自后方开始绕过肩部前方，通过腋窝，绕过肩顶，横过背部，达于对侧肩顶部，通过对侧腋窝，绕至肩部后方，再过背部，回到患侧肩顶部，绕10～12圈，绷带通过腋窝时将带拉紧，

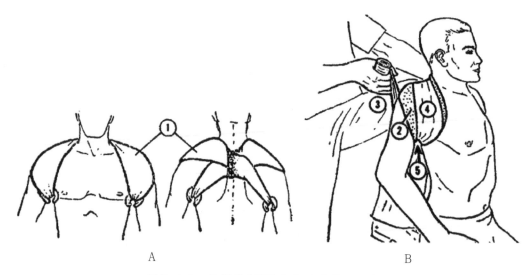

A　　　　　　　　　　　　　　B

图 8-4-2　胸锁关节脱位复位后"8"字石膏固定

① 胸锁关节脱位后"8"字石膏固定。②腋下放置棉垫。③、④行后"8"字石膏固定10~12圈。⑤患者肩胛间放沙袋，压双肩保持压力，直至石膏凝固。

以维持向上向后的状态（图8-4-2）。

上好"8"字绷带后，嘱患者仰卧，双肩胛间放沙袋，双臂放于两侧。医生用力压迫双肩使其向上向后保持压力，直至石膏凝固为止。

四、术后处理

（1）观察上肢血循环，如肢体青紫，嘱患者主动拉双肩向后，双上肢外展。

（2）允许患者自由使用上肢，尤其是在外展的位置。

（3）6周后拆除石膏绷带。

第五节　肩锁关节错位

一、病因与发病机制

　　肩锁关节是由肩胛骨肩峰关节面与锁骨肩峰关节面构成的，属平面关节。由于两关节面不相适应、关节软骨较厚、关节囊松弛和出现关节盘等因素，可向各方向做轻微运动，如向上和向前后及旋转运动。肩锁韧带和喙锁韧带限制过度活动，防止脱位和错位。喙锁韧带的斜方韧带防止锁骨肩峰端前移，锥状韧带限制向后移动。

　　肩锁关节是外伤与退行性疾病的好发部位。轻度外伤仅有关节囊撕裂，锁骨外端无明显移位。损伤严重时，肩锁韧带及喙锁韧带均撕裂，锁骨外端上翘，肩胛骨下垂，造成肩锁关节全脱位。肩锁关节损伤影响整个肩关节功能。肩外展开始 90° 无疼痛和阻碍，而后 90° 出现疼痛，表示肩锁关节紊乱（图 8-5-1）。

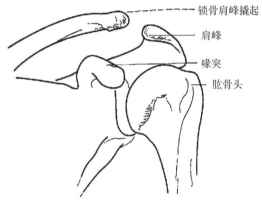

锁骨肩峰撬起
肩峰
喙突
肱骨头

图 8-5-1　肩锁关节错位示意图

二、临床表现与诊断

　　（1）肩部有提、举、抬重物或过劳史以及意外伤害史。

　　（2）肩经常隐隐作痛，活动时更为明显。肩外展后半 90° 出现障碍和疼痛。

　　（3）肩峰部位触痛，锁骨肩峰端移位，可向前或向后或向上。

　　（4）X 线片改变不明显。

三、手法复位

　　按锁骨肩峰端位移方向不同，分别阐述（均以左侧为例）。

　　1. 前错位：患者坐位，医生立于背后，以左手握住患者左腕，屈肘、拉肩外展 90°，右手拇指置于患者肩峰后缘，余 4 指置于其锁骨肩峰端前侧，捏紧后，左手以肩关节为轴心，以上臂为轴，将前臂向上向后旋转数次，当前臂达最高位

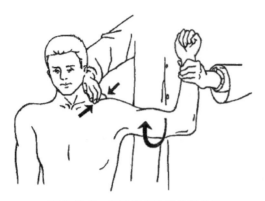

图 8-5-2　肩锁关节前错位复位法

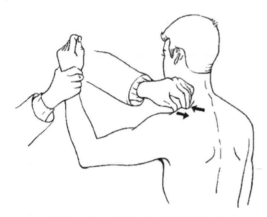

图 8-5-3　肩锁关节后错位复位法

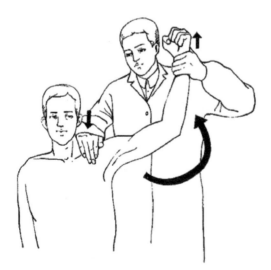

图 8-5-4　肩锁关节上错位复位法

时，突然用力向后顿挫一下，同时医生右手捏紧肩锁关节，感到锁骨外端向后移动，即已复位。若一次未复位可重复几次（图 8-5-2）。

2. **后错位**：患者坐位，医生面对患者而立，以左手拇指置于患侧锁骨肩峰端前面，另 4 指置于其肩峰后缘，右手握患者腕部，抬肩、屈肘至肘与肩等高，以肩关节为轴心，以上臂为轴，使前臂向前旋转往返数次后，当肩部放松，捏紧肩锁关节，突然向前顿挫一下，如医生左手下有移动感，即已复位（图 8-5-3）。

3. **上错位**：复位方法与前错位的复位方法相同，只是医生右手掌压于锁骨肩峰端，左手握患者腕部由最低点，经患者前面旋转提至最高点，肩外展 90° 突然向上顿挫一下，与此同时，右手掌加力下压锁骨肩峰端，即可复位（图 8-5-4）。

4. **不明方向错位**：复位方法与前错位的复位方法相同，只是医生右手按住锁骨肩峰端，左手握腕做前方环形旋转数次，再做后方环形旋转数次，即可复位。

四、术后固定

固定方法：患者腋下放一棉垫，后错位用宽胶布从肩胛冈经肩关节上面，从腋前绕过腋窝至腋后，再返回肩锁关节，止于锁骨中段；上错位锁骨肩峰端加一个低压垫；前错位从锁骨中段贴起，经肩关节上面，从腋后绕腋窝到腋前，再返回肩锁关节，止于肩胛冈。均固定 1~2 周。

五、讨论

1. **肩锁关节解剖特点**：肩锁关节的肩胛骨肩峰关节面，是一个呈向上、向内的卵圆形，而锁骨肩峰端关节面向下、向外，内外倾斜度较小，几乎呈水平面。因此锁骨肩峰端上错位概率高，而无下错位的可能；锁骨肩峰端后侧有斜方肌向后、向上的牵拉，故后错位亦较多，而前错位机会很少（图 8-5-5）。

2. **复位机制**：肩锁关节在盂肱关节外展第二个 90° 以后，方参与活动。只有在参加活动时肩锁关节处于相对不稳定状态，反而为复位关节创造了有利条件。

锁骨远端各种错位，当被动特定活动时，在有利复位的瞬间，突然顿挫，同时捏压肩锁关节，二者合成的爆发力，促成了关节复位。

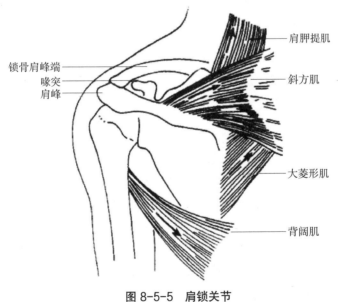

肩胛提肌
锁骨肩峰端
喙突
肩峰
斜方肌
大菱形肌
背阔肌

图 8-5-5　肩锁关节

第六节　肩锁关节脱位

一、病因与发病机制

强大暴力造成肩锁韧带和喙锁韧带完全断裂，关节囊破裂，锁骨外端完全脱离肩峰，称肩锁关节脱位（图 8-6-1）。

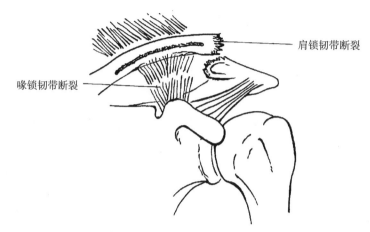

图 8-6-1　肩锁关节脱位示意图

二、临床表现与诊断

（1）肩锁韧带与喙锁韧带明显压痛。

（2）锁骨外端明显翘起，肩部呈阶梯状畸形。

（3）X 线前、后位片显示锁骨外端移位，肩锁和喙锁间隙增宽。

三、手法复位

（1）医生一手置于患肩上方，用力按压锁骨外端，另一手握持患侧肘部向上托顶，使肩胛骨向上，即可复位（图 8-6-2）。

（2）胶布固定：以宽胶布沿上臂纵轴，上下环绕锁骨外端与肘关节，将锁骨外端固定在原位，前臂颈腕悬吊，固定 3~4 周（图 8-6-3A）。

（3）石膏固定：如胶布固定不理想，改为石膏固定。方法相同，着力处加棉垫，以防压伤，前臂颈腕悬吊，固定 4~6 周（图 8-6-3B）。

（4）手法复位无效时，应手术治疗。

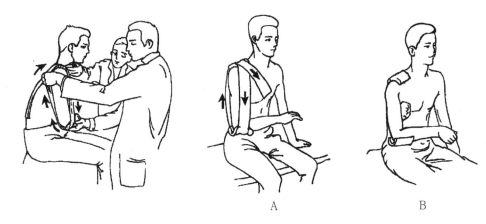

图 8-6-2　肩锁关节脱位复位法　　　8-6-3　肩锁关节脱位手法复位后固定

　　　　　　　　　　　　　　　　　　　　　A. 胶布固定。B. 石膏固定

第七节　盂肱关节脱位

一、病因与发病机制

　　盂肱关节是由肩胛骨关节盂与肱骨头构成的。关节盂与肱骨头关节面不相称，关节盂仅能容下肱骨头的 1/4~1/3，这种结构虽然能使肱骨头有较大的运动幅度，但也使盂肱关节极不稳定。关节盂周缘的盂唇，增加了关节盂的深度和弹性，有利于关节运动稳定性和缓冲关节头撞击。

　　盂肱关节由于运动幅度较大，关节囊松弛，仍然是全身最易脱位的关节，占50% 以上。

　　关节囊上、下部分由冈上肌腱及肱三头肌腱加强；前、后部分有冈下肌腱、小圆肌和肩胛下肌加强；而前下部只有盂肱韧带中段覆盖，最薄弱，因此，肱骨头最易在此处脱出，故临床上前脱位居多。前脱位分为盂下脱位、喙突下脱位、锁骨下脱位和胸腔内脱位。引起盂肱关节脱位病因有间接外力、直接外力。当身体侧方跌倒，手掌着地，躯干向一侧倾斜，肱骨外展、外旋位，外力间接地从手掌传达到肱骨头，使其冲破关节囊的前壁和盂唇，为盂下脱位；再向前滑入喙突下凹造成喙突下脱位；外力继续作用，肱骨头推至锁骨下部，便是锁骨下脱位；若暴力过于强大，肱骨头冲破肋间进入胸腔，形成胸腔内脱位（图 8-7-1）。

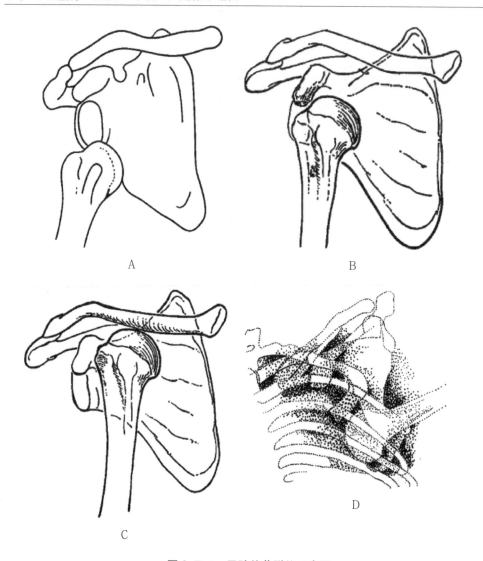

A

B

C

D

图 8-7-1　盂肱关节脱位示意图

A. 盂肱关节盂下脱位。B. 盂肱关节喙突下脱位。C. 盂肱关节锁骨下脱位。D. 盂肱关节胸腔内脱位

　　暴力直接打击肱骨后部，致盂肱关节前脱位。当肱骨头过度内旋肩关节前面受外力冲击时，使肱骨头向后冲破关节囊而造成盂肱关节后脱位。肱骨头滑出关节盂后，停留在肩峰下或肩胛冈下。盂肱关节后脱位极为少见（图 8-7-2）。

二、临床表现与诊断

（1）肩关节有受外力冲击损伤史。

（2）盂肱关节前脱位呈典型方肩，肩峰下空虚，在喙突下、腋窝内或锁骨下可触及肱骨头，肩峰、喙突、大结节类似等腰三角形关系改变，肩关节弹性固定外展20°~30°位置，功能丧失，搭肩（Dugas征，即患手搭

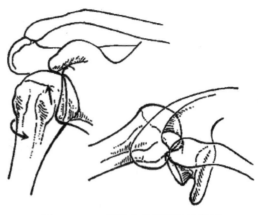

图 8-7-2　盂肱关节后脱位示意图

到健侧肩时肘关节不能贴胸壁；或肘贴胸壁上，而手不能搭肩）试验阳性。

（3）盂肱关节后脱位上臂呈内旋前屈位，不典型方肩，肩峰突出，肩前空虚，肩后可触及肱骨头。搭肩试验阴性。盂肱关节后脱位体征不明显，容易误诊。

（4）X线可显示肱骨头所处位置，注意有无肱骨头压缩骨折及肱骨大结节撕脱骨折。X线对于盂肱关节脱位诊断并不困难。

三、手法复位

盂肱关节脱位，早期手法整复成功率很高，症状轻者可不需麻醉，而脱位时间较长，肌肉痉挛明显者，应在麻醉下进行。

1. 盂肱关节前脱位：

（1）足蹬复位法：患者仰卧位，医生立于患者对面患侧。医生双手握患侧腕部，以同侧足抵于腋窝内。使患肩外旋，稍外展位牵拉上臂，使肱骨头缓缓拉出，同时抵腋下之足轻轻向外拨离，顺势内收、内旋，将肱骨头送入关节盂内，当有肱骨头滑入盂内且闻到复位声时，即复位成功（图8-7-3）。本法方便易行，效果比较可靠。

（2）牵引推拿复位法：患者仰卧位，一助手用宽布带绕过胸背向健侧牵拉；另一助手用宽布带通过腋下套住患肩，向上向外牵引，第三助手握患侧腕部向下牵引，同时外旋、内收。3个助手同时缓缓持续牵引，医生以拇指由前上方向下方将肱骨头推向关节盂，当肱骨头进入关节盂，可闻复位声，即复位成功（图8-7-4）。此法安全可靠。

（3）拉伸复位法：患者取坐位，第一助手在健侧，两手环抱胸背，第二助手握患侧肘、腕部，向下牵引，并外展、外旋患肢，逐渐用力，持续片刻。医生

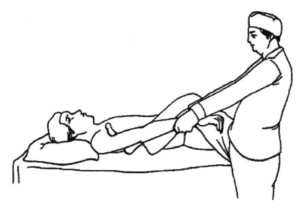

图 8-7-3　盂肱关节前脱位足蹬复位法

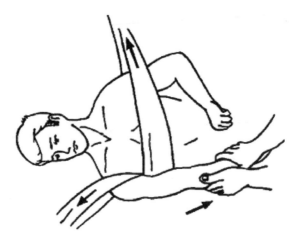

图 8-7-4　盂肱关节前脱位牵引推拿复位法

立于患肩外侧，以两拇指压肩峰，余 4 指伸入腋下，在助手对抗牵引下，将肱骨头向外下方拖拉，接近关节盂时患肢内收、内旋，将肱骨头送回关节盂内（图 8-7-5）。此法类似牵引推拿法，比较安全可靠。

（4）悬吊复位法：患者俯卧床边，患肢悬垂床旁，腕部系牵引布带挂 5 ~ 10kg 重物，持续 15min 左右，肩部肌肉松弛，肱骨头自然复位。有时需医生帮助内收患肩或从腋下向外上方推肱骨头，内旋上臂，肱骨头即可复位（图 8-7-6）。此法适用于老年体弱者。

（5）四步（Kochey）复位法：原理是借助杠杆作用，将脱位肱骨头回旋至关节盂内。患者取坐位，肘关节屈曲 90°，医生立其对面，一手执患侧腕部，

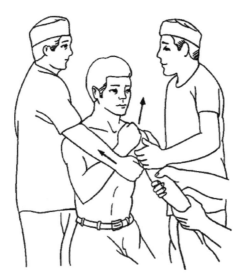

图 8-7-5　盂肱关节前脱位拉伸复位法

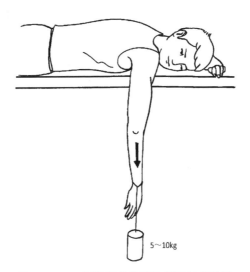

图 8-7-6　盂肱关节前脱位悬吊法复位法

另一手执肘。第一步，沿上臂纵轴轻度向外方牵引。在持续牵引下进行。第二步，柔和轻巧地外旋上臂，直到外旋 80° 为止。第三步，在上臂外旋时，将肘部向前移近躯干中线。第四步，内旋上臂并将手放到对侧肩上（图 8-7-7）。四步法动作要轻柔，无须暴力，否则易造成肩袖撕裂、腋神经损伤、肱骨干骨折。

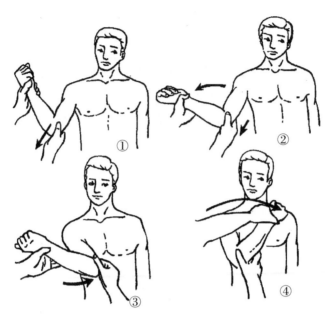

图 8-7-7　盂肱关节前脱位四步复位法

①上臂向外持续牵引。②上臂外旋 80°。③肘关节移向躯干中线。④内旋上臂，手放健肩

（6）膝顶复位法（以左侧脱位为例）：患者坐于凳上，医生立于其患侧，患臂外展 80°～90°，拦腰绕过医生身后，医生以左手握其腕部，贴近左髋上，右手掌握患肩峰，右膝屈曲顶于患者腋窝。在右膝顶、右手推、左手拉的同时右转身，徐徐用力，然后在右膝抵肱骨头时向上猛顶，即可复位（图 8-7-8）。

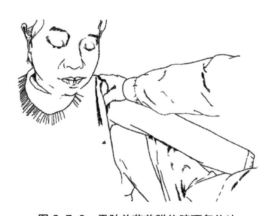

图 8-7-8　盂肱关节前脱位膝顶复位法

（7）椅背复位法：患者坐靠背椅上，患肢置于椅背外侧，腋下放置软垫，保护腋下神经、血管等软组织。助手扶持患者和椅背，医生握住患肢，先缓缓外展、外旋，同时向下牵引，再慢慢内收下垂患肢，最后内旋屈肘，即可复位（图8-7-9）。

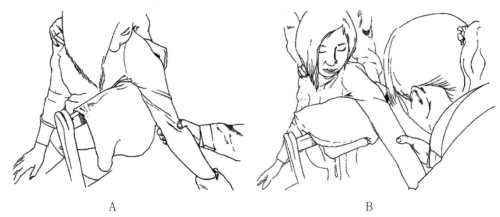

A   B

图 8-7-9　盂肱关节前脱位椅背复位法

（8）陈旧性盂肱关节前脱位手法复位：陈旧性脱位，复位较困难，易发生肩袖撕裂、臂丛神经、腋动静脉损伤、肱骨外科颈骨折等次生性并发症。

严格掌握适应证：

①脱位时间在4周左右。

②年轻力壮、无其他疾病者。

③无明显骨质疏松者。

④肩关节有一定的活动度。

⑤无骨折和神经、血管损伤并发症者。

⑥X线显示无关节内外骨化肌炎。

术前准备：肩外展位尺骨鹰嘴骨牵引1~2周。儿童采用皮牵引。

①松解复位法：若脱位时间短，肩关节活动轻微受限，短时间牵引肱骨头即到关节盂附近，在麻醉下，医生一手握肘，一手握腕，持续牵引，做肩关节各向被动活动，用力适当，手法轻柔，活动范围逐渐增大，以达到松解粘连，松弛肌痉挛，耐心细致，经1~2 h手法可以复位。如不能复位可用木棍作杠杆整复。

②卧位木棍整复法：全身麻醉，患者仰卧位，第一助手用布带绕过胸背向健侧徐徐牵引，第二助手一手扶住患者腋下立棍（包棉垫），另一手固定健侧肩部，第三助手在握患腕牵引下外展120°左右，再徐徐内收，医生双手握住肱骨头，3

个助手同时用力，利用立棍为支点，迫使肱骨头复位（图 8-7-10）。

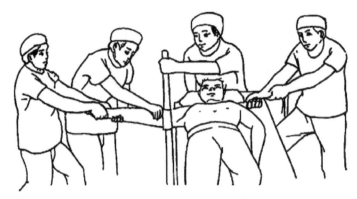

图 8-7-10　陈旧性盂肱关节前脱位卧位木棍整复法

　　③立位木棍整复法：臂丛神经麻醉或局麻下，患者取坐位，一根圆木棍（长1m、直径 3~4cm）置于腋下，加棉垫保护，第一、第二助手分别前后抬高木棍，使肩关节抬起为度，医生立于患肩外侧，双手拉上臂，外展 45°，在持续牵引下逐渐摇转，肱骨头松动后徐徐外旋、内收患臂，利用木棍为支点，迫使肱骨头复位（图 8-7-11）。

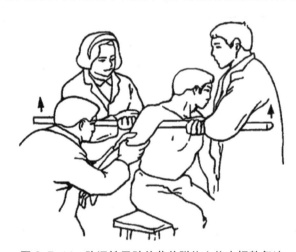

图 8-7-11　陈旧性盂肱关节前脱位立位木棍整复法

　　2. 盂肱关节后脱位：在适当麻醉下，患者健侧卧位，助手用一手压其肩胛骨固定之，另一手拇指向前下推其肱骨头，医生双手握患侧腕部，沿肱骨纵轴轻轻牵引，并内旋上臂即复位（图 8-7-12）。

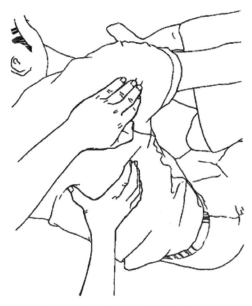

图 8-7-12　盂肱关节后脱位复位法

四、术后固定

（1）术后绷带固定，腋下放置一棉垫，肘关节屈曲 60° ~90°，颈腕悬吊。固定 2~3 周（图 8-7-13）。

（2）肩关节脱位术后固定肩"人"字形石膏固定上臂于外展 40°、后伸 40° 及适当外旋 2~3 周。

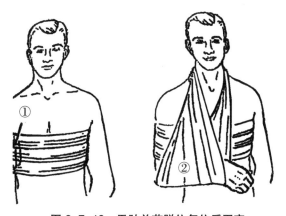

图 8-7-13　盂肱关节脱位复位后固定

①上臂固定胸背上，腋下放置一棉垫。②肘关节屈曲 60° ~90°，颈腕悬吊，固定 2~3 周

五、功能锻炼

固定期间应不断加强腕、指活动，2~3周后解除上臂固定，维持颈腕悬吊，开始肩屈伸活动，1周后去掉悬吊，练习肩关节各向运动，上举、内收、外展、旋前、旋后等。避免被动牵拉、按摩，防止骨化肌炎发生。

六、讨论

（1）盂肱关节脱位的早期复位一般均能成功。由于肩袖肌在脱位时收缩或痉挛，使肱骨头向上移位，所以沿肱骨纵轴牵引是复位的主要环节，只有当肱骨头拉到肩盂水平，复位才容易完成。

（2）复位中肱骨头的内外旋是肱骨头进入肩盂的关键，也易发生肱骨干骨折。因此动作要轻巧，要顺势而自然防止粗暴。

（3）复位发生困难的原因主要有：①肩盂缘骨折片阻碍和嵌夹。②肱二头肌长头滑脱阻碍复位。③陈旧性脱位关节囊粘连；关节血肿机化；挛缩的肩胛下肌、背阔肌、大圆肌及胸大肌阻碍肱骨头复位；大结节骨折畸形愈合，大量骨痂阻碍关节复位。

第八节　盂肱关节半脱位

由于外力力度不大，盂肱关节肱骨头停留在关节盂上称盂肱关节半脱位，关节盂相应部位受到损伤。

下移型盂肱关节半脱位

一、病因与发病机制

盂肱关节受到外展、外旋、向下力的作用时，肱骨头下移积压关节盂下缘，又不能回复原位，关节盂下缘嵌夹在关节间，造成下移型半脱位（图8-8-1）。

二、临床表现与诊断

（1）最常见者是提重物过猛，或有关节扭伤经历。如打高尔夫、打乒乓球等。

（2）肩部内收、内旋、外展运动均稍受限制并伴有疼痛。

（3）肩峰与大结节间隙比健侧增宽，腋下关节盂缘压痛。

（4）X线正位片显示肱骨头关节面在关节盂内的部分与关节盂前缘间隙增宽；肩峰下缘与肱骨头上缘距离加大（与健侧对比）。

（5）肱骨大结节、小结节以及肱二头肌长短头腱均无压痛和异常改变。

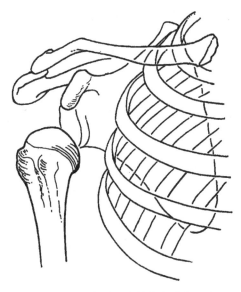

图 8-8-1　下移型盂肱关节半脱位示意图

三、手法复位

患者取坐位，助手立于其健侧，嘱患者肘关节屈曲 90°，腋下垫一小枕。医生立于患侧，以一手掌下压患者肩峰，另一手托顶其肘关节向上，两手对抗加压同时内收、上举、外旋肩关节，连做 2~3 次，如闻复位声响，症状消失或减轻，则复位成功（图 8-8-2）。

术后颈肘前臂悬吊 1 周，避免提拎重物。

滑膜嵌顿型盂肱关节半脱位

一、病因与发病机制

盂肱关节囊纤维层甚为松弛，尤其是儿童。当儿童上肢高举被牵拉时，或成年人肩关节扭转、抻拉时，肩关节下方间隙突然张开，关节内负压作用，将滑膜吸入一小部分，并嵌夹在关节间，造成嵌顿型错位。

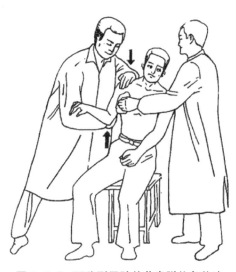

图 8-8-2　下移型盂肱关节半脱位复位法

二、临床表现与诊断

（1）儿童手臂被牵拉过高病史。成年人有单、双杠训练损伤或肩部扭伤史。

（2）肩部稍活动即锐痛，活动明显受限。小儿不能抬肩。

（3）X线片无明显异常。

三、手法治疗

患者坐位，医生立于患侧，面对患者，一手握住患肩，另一手握患侧腕部向下持续牵拉，做肩关节内收、上举、外展、外旋、放下等连续动作，当听到复位声即复位成功（图8-8-3）。

复位后颈前臂悬吊1周。

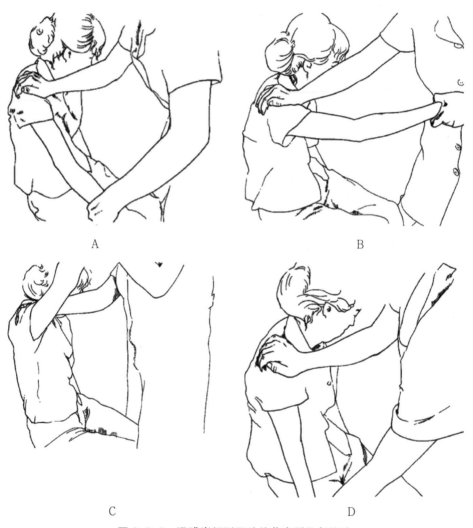

A

B

C

D

图 8-8-3　滑膜嵌顿型盂肱关节半脱位复位法

第九节　肩关节周围炎

在颈椎病没有被广泛认识时，肩关节周围炎是非常常见的。肩关节周围炎简称为肩周炎，又被称为"五十肩""凝结肩"等。此病的病因多为外伤引起，又有说是变态反应所致，又说原因不明。日本早在 20 世纪 70 年代曾注意到肩周炎与颈椎病的关系，认识到肩关节疼痛是颈椎病的一个常见的症状，故有颈肩综合征之说。

肩部疼痛比较多见。经笔者诊治几十万例颈椎病患者中约 70% 以上以肩痛为主诉者，而且大部分已明确"肩关节周围炎"的诊断，有些且能说出无意中外伤史和久治不愈的经历。当被告之肩痛是颈椎病所致时，还心存疑虑，然而颈椎病治愈后，肩痛消失，活动自如，所谓的肩周炎也痊愈了。

肩关节是由上肢带骨和自由上肢骨组成的关节。一般仅将肱骨头与肩胛骨关节盂组成的盂肱关节称肩关节，其为狭义肩关节。实际肩关节活动是多个关节联合运动，包括盂肱关节、肩锁关节、胸锁关节、肩胛胸壁关节（肩胛骨与胸壁之间连接）、肩峰下机制（第二肩关节）、喙锁机制（喙锁关节）等共同运动。肩关节应包括所有上肢带骨与肱骨头构成的关节，即广义的肩关节。

以上各关节错位、半脱位、脱位均可引起肩疼痛症状。

肩袖肌，包括冈上肌、冈下肌、小圆肌和肩胛下肌，均为短肌。其肌腱与盂肱关节纤维性关节囊紧密相连，二者难以分开。肩袖肌之远侧半肌腱与关节囊二者均止于肱骨解剖颈之上半。由于肌腱止于肱骨结节，盂肱关节囊本身有收缩能力，故当肩袖肌痉挛性收缩，盂肱关节腔狭窄，活动受限，各项运动范围变小或不能，便为肩关节周围炎。

肩袖肌受第 5 至第 8 颈神经支配，颈椎病颈神经受累，肩袖肌收缩痉挛，冈上肌、冈下肌、小圆肌的起止点，肩胛下肌止点多有压痛。肱二头肌短头腱起点（喙突），肱二头肌结节间沟也有压痛，继发盂肱关节上举、内收、外展、内旋明显受限。患者常指出三角肌疼痛，但很少有压痛。少数伴有肩锁关节、胸锁关节等错位或半脱位。早期主动运动受限，而被动运动基本正常。时日过久，关节囊缩窄、粘连，主、被动运动均受限，即可谓凝结肩。笔者称其为继发性肩周炎。

笔者治疗的数万例肩痛者，绝大多数由颈椎病引起，真正单纯肩周炎寥寥无几。

在治疗颈椎病的同时，仅对继发性肩周炎做对症性处理，如痛点封闭、功能锻炼等，大多数肩周炎患者无须特殊治疗。

以上是笔者对肩关节周围炎的个人看法，仅供同道讨论商榷。

第九章　肘部关节脱位、半脱位、错位

肘关节为蜗状关节，可做屈伸运动，包括肱尺关节、肱桡关节、上尺桡关节。这3个关节同处一个关节囊内，故又称复合关节。肱桡关节属球窝关节，肱尺关节属屈戌关节，上尺桡关节属平面关节。滑车切迹包裹滑车180°，限制肘关节过伸，使肘关节有良好的稳定性。肱骨远端向前倾与滑车切迹后倾，使冠状突更突出，防止伸屈活动时半脱位。冠状突、鹰嘴突与相应的冠状突窝、鹰嘴突窝为肱尺关节极度伸屈提供更大的活动度和稳定性。滑车的形态与鹰嘴冠状面深沟咬合，增加了关节的稳定性。桡骨头小而圆，具有传导负荷及稳定关节作用。关节囊及内外侧副韧带有力防止关节内外翻，其作用超过骨性结构。

肘关节关节囊、内外侧副韧带以及伸屈肌腱损伤，易发生关节错位、半脱位和脱位，甚至骨折。

第一节　肱尺关节错位

一、病因与发病机制

肱尺关节是由肱骨滑车与尺骨滑车半月切迹构成的。尺骨滑车切迹中有一条横嵴将其分为前后两部，后部被一纵嵴分成内、外侧，呈中央高两侧低的斜坡状。当肘关节伸直时，肱骨滑车与尺骨滑车切迹后上部内侧不接触，肘关节屈曲时，与尺骨滑车切迹后上部外侧也不相接触，而两关节面的其他部分均相符合（图9-1-1）。

当肘关节在伸直位或屈曲位，受到侧方外力作用时，由于关节有不接触部位而稳定性降低，使肱骨滑车沿纵嵴向内侧或向外侧移位；当肘关节伸直位或过伸位受牵拉，或者屈曲位受到挤压时，肱骨滑车滑向滑车切迹横嵴前方或后方移位，均造成肱尺关节错位。由于错位轻微，关节活动稍受限，症状不明显而易被误诊。

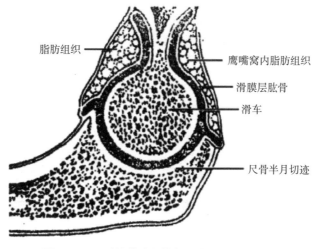

图 9-1-1　肘关节（矢状切面）

脂肪组织

鹰嘴窝内脂肪组织

滑膜层肱骨

滑车

尺骨半月切迹

二、临床表现与诊断

（1）肘关节有拉、伸、扭伤史或侧方挤压外伤史。

（2）肘窝有深在隐痛，痛点模糊，屈伸活动时疼痛明显，可闻摩擦音，自觉关节内有涩滞感。

（3）肘窝尺侧有压痛，无肿胀，屈伸范围略小于正常。被动屈伸出现疼痛。

（4）X线片无明显改变。

三、手法复位

方法一：患者取坐位，助手双手握其上臂，医生面对而立，嘱患肘屈曲，牵拉其前臂近侧，与助手对抗牵引，同时内、外旋转；在保持对抗牵引状态下，做外旋、屈曲至极度，再做内旋，伸直至极度；之后，在内旋位屈曲极致，随之做外旋伸直。术中可闻及复位声，症状消失，复位即已完成（图 9-1-2）。

方法二：患者坐靠背椅上，患臂置于椅背外侧，腋窝放椅背上，腋下夹棉垫，屈肘 90°。医生坐在椅背侧面矮凳上，双手扣握患者前臂近端，嘱患肘屈腕搭在医生肩上。首先沿上臂纵轴向下牵引，同时转动前臂，在保持牵引下略外旋屈肘至极度，随之内旋、伸直，之后略斜内侧、屈肘至极度，随之外旋伸直。最后伸直肘关节，过伸顿挫一下，继而屈曲肘关节，复位即已完成（图 9-1-3）。

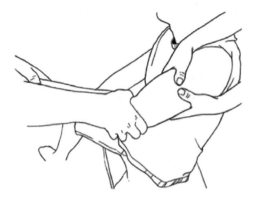 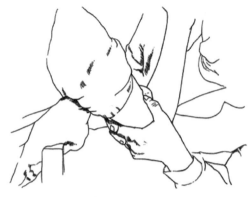

图 9-1-2　肱尺关节错位旋转复位法　　　　图 9-1-3　肱尺关节错位椅背复位法

四、术后处理

术后避免肘关节过度活动，必要时做前臂颈腕悬吊 1 周。

五、讨论

复位机制：屈肘时肱骨滑车与尺骨滑车切迹垂直位，关节间隙最易拉开，这时内外倾斜屈伸肘关节，反复扭动，便可使侧方错位复位。过伸时鹰嘴突顶开关节间隙，顿挫瞬间扩大关节间隙，立即放开，借肌肉猛烈收缩，将轻微前后错位予以矫正。

第二节　肱尺关节滑膜嵌顿

一、病因与发病机制

肘关节关节囊纤维层前后较薄弱且松弛，滑膜层广阔，覆盖于纤维层内面、鹰嘴窝、冠突窝和桡骨颈，腔内滑膜皱襞分别位于肱桡部、肱尺部、鹰嘴窝和冠突窝。当肘关节过伸、过屈时，滑膜皱襞可能嵌夹在鹰嘴窝或冠突窝内。

二、临床表现与诊断

（1）肘关节有过伸或过屈病史。

（2）肘关节不敢伸直或屈曲活动，否则，出现剧烈疼痛。

（3）嵌顿在肘关节后部呈屈曲状态，鹰嘴窝内侧压痛，稍伸肘关节即疼痛剧烈。病程稍久，肱二头肌紧张，呈痉挛状态；若嵌顿在前面，肘关节呈伸直状态，压痛在冠突窝，稍屈曲即出现剧烈疼痛，肱二头肌、旋前圆肌紧张，病程稍久肌肉呈痉挛状态。

（4）X线片无明显改变。

三、手法复位

1. 后嵌顿型： 患者坐位，医生面对而立，持患者前臂上部，在肘关节屈曲位牵拉肘关节，与握其上臂助手做反牵引，持续 1min，牵引同时向外侧倾斜屈曲肘关节，然后内旋伸直，最后伸屈数次，若滑膜嵌顿解除，症状消失，伸屈自如，复位完成（图 9-2-1）。

2. 前嵌顿型： 患者坐位，医生与其面对，一手托握其肱骨远端，另一手握其腕，助手持上臂近端，肘关节在伸位做对抗牵引保持 1min，然后将前臂旋后，逐渐伸肘关节至极点，马上屈曲肘关节。当肘关节极度伸直时，一般嵌顿便解除（图 9-2-2）。

术后疼痛基本消除，必要时可做颈腕悬吊 1 周。

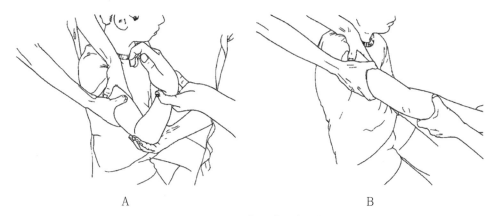

A　　　　　　　　　　　　　　　B

图 9-2-1　肱尺关节滑膜后嵌顿复位法

A.屈肘牵引持续 1min，外侧倾斜。B.肘关节伸直，最后伸屈数次

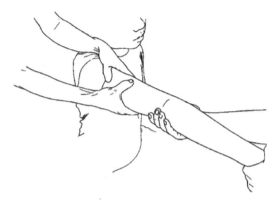

图 9-2-2　肱尺关节滑膜前嵌顿复位法

四、讨论

（1）嵌顿多发生在肘关节的前后方，原因是肘关节为屈成关节，只能屈伸运动，又因肘关节前后比较薄弱，尤其是后侧，因为前侧有肱二头肌、肱肌、旋前圆肌、肱桡肌保护，较后侧嵌顿少见。

（2）复位牵拉时保持片刻，是要松解肌肉紧张，拉开关节间隙，过度屈曲或过度伸直更能拉大关节间隙使嵌顿的滑膜解脱。

（3）儿童发生前侧嵌顿较多，是肘关节被成人经常过度牵拉，给前侧滑膜嵌夹造成更多机会之故。

第三节　肱骨远端骨骺半分离

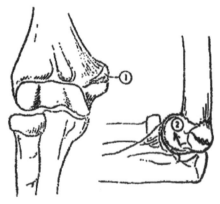

图 9-3-1　肱骨远端骨骺分离示意图

①、②为肱骨远端骨骺分离

一、病因与发病机制

肱骨远端骨骺在 14~15 岁时，肱骨滑车骨骺与肱骨小头骨骺二者融合一体，到 16~19 岁时肱骨远端骨骺骨性融合。本病只能发生在骨骺骨性融合前，即少儿时期（图 9-3-1）。

二、临床表现与诊断

（1）少儿肘关节跌伤或有过度伸肘病史。

（2）肘关节伸直时伴有疼痛，屈曲时更明显。自觉肘关节深部痛，说不清明确痛点。

（3）肘关节弥漫性肿胀，肘前侧深部压痛，肘后明显压痛，主被动屈肘受限，伸肘尚正常。

（4）X线片显示肱骨远端骨骺尚未分离，但其软骨板间隙前窄后宽。

三、手法复位

患儿坐位，医生与其面对而坐，一手托握患肘，另一手握腕部背侧，牵引拉伸肘关节，停顿片刻。然后屈肘90°，两手沿前臂纵轴对抗加压，同时做前臂旋前、旋后数次。最后，在保持压力下将前臂置于旋后位屈肘至极度。觉察到关节内有移动感，可闻复位声，肘关节功能恢复正常，骨骺即已复位（图9-3-2）。

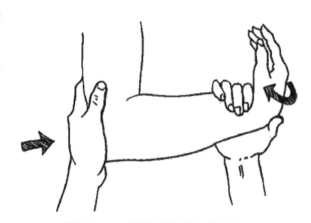

图9-3-2　肱骨远端骨骺分离复位法

术后热敷或理疗1周。

第四节　桡骨头半脱位

一、病因与发病机制

桡骨环状韧带为一强韧的韧带环，起自尺骨桡骨切迹前缘，环绕桡骨头的4/5，止于尺骨桡骨切迹之后缘。环状韧带上口大、下口小，呈杯口状，防止桡骨头脱出。4~5岁以下幼儿桡骨头未发育完全，桡骨头、颈径线相近，故在伸肘而牵拉前臂时，桡骨头被环状韧带卡住，形成桡骨头半脱位，又称牵拉肘（图9-4-1）。

二、临床表现与诊断

（1）2~5岁幼儿因穿衣服、行走跌倒牵拉手臂引起肘关节疼痛病史。

（2）患手不能接拿物品，拒绝接触患臂，因疼痛哭闹。

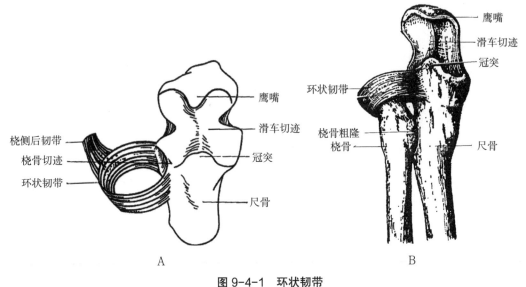

A
B

图 9-4-1　环状韧带

（3）肘关节稍屈曲，前臂中度旋前放置于胸前。

（4）X 线片无明显改变。

三、手法复位

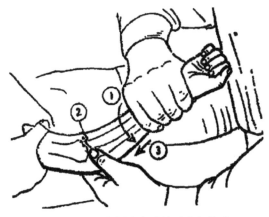

图 9-4-2　桡骨头半脱位手法复位法

①一手握腕，牵引前臂，旋后。②另一手拇指压
桡骨头前侧。③屈曲肘关节，即复位

　　家长抱患儿于怀中，医生一手握患肘，拇指从前侧按压桡骨头，同时另一手握腕部，前臂旋后并屈曲肘关节；若未能复位，稍作牵引，前臂旋后，拇指加压桡骨头，屈曲肘关节；患儿可立即屈肘上举拿东西（图9-4-2）。

　　术后颈腕三角巾悬吊 2 天。

四、治疗要点

　　桡骨头半脱位是因为幼儿桡骨头发育不成熟，其横径线与桡骨颈相

当，被环状韧带卡住。当前臂旋后时桡尺骨平行，环状韧带放松，压下桡骨头，屈曲肘关节，桡骨头向上脱套，即复位。

第五节 桡骨头脱位

一、病因与发病机制

桡骨头紧紧被环状韧带围绕，桡骨颈外侧和后侧有桡侧副韧带及关节囊，而前面滑膜突出环状韧带与桡骨颈之间，无关节囊保护，是最薄弱处，桡骨头最易由前内侧脱出，肱骨头与桡骨头凹脱位。成人桡骨头脱位多伴环状韧带破裂（图9-5-1）。

二、临床表现与诊断

（1）肘关节拉伤、扭伤史。

（2）肘关节前侧疼痛，半屈曲旋前位。

（3）肘关节前面稍肿胀，桡侧压痛，屈伸受限。

（4）X线片可见桡骨头向前移位，桡骨与尺骨间隙增宽（图9-5-2）。

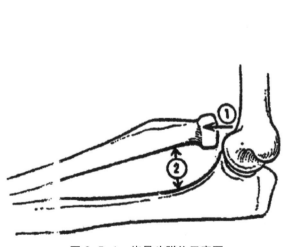

图 9-5-1 桡骨头脱位示意图

①尺骨小头与桡骨小头凹脱位。②桡骨头向前、向内移位

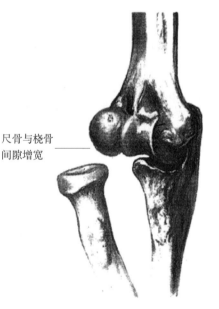

尺骨与桡骨间隙增宽

图 9-5-2 桡骨头脱位示意图

三、手法复位

患者仰卧位，助手固定上臂，医生一手握肘部，拇指压在桡骨头上，余4指置于肘后，另一手握腕部牵拉前臂伸直、旋前，然后突然旋后、屈曲肘关节，即复位（图9-5-3）。

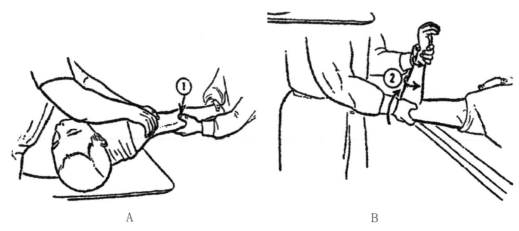

A　　　　　　　　　　　　　　　　　B

图9-5-3　桡骨头脱位手法复位法

①一手拇指压桡骨头前侧，余4指置于肘后，牵引前臂伸直。②前臂旋后，肘关节屈曲即复位

四、术后固定

术后肘关节屈曲位长臂石膏固定2~3周。环状韧带撕裂复位不易成功，可手术治疗。

第六节　上桡尺关节错位

上桡尺关节系桡骨环状韧带关节面与尺骨切迹构成的平面关节。桡骨在尺骨切迹和环状韧带内旋转，与下桡尺关节协同运动。

一、病因与发病机制

前臂猛烈旋转，可造成环状韧带拉伸或局限性撕裂；或长期从事前臂旋转工作，使环状韧带劳损而松弛，削弱了环状韧带对桡骨头的约束，桡骨头环状关节面与尺骨桡骨切迹的关节变松懈，环状关节面偏离正常位置，造成桡骨近端错位。

上桡尺关节偏离肘关节外后侧，故桡骨头环状关节面多移向尺骨桡骨切迹后方。

二、临床表现与诊断

（1）前臂有猛烈或过度旋转病史，或有长期从事频繁前臂旋转工作史。

（2）自觉肘关节外后侧隐痛不适，前臂旋前、旋后时症状加重。

（3）桡骨头部位压痛，且向后方放散，前臂旋转受限。

（4）握力减弱，持物平举无力。

（5）X线片改变不明显，与健侧对比桡骨头向后方移位，桡尺骨近端间隙增宽。

三、手法复位

患者坐位，肘关节伸直，前臂旋前，腕掌侧屈。医生立于患侧，面对患者。医生一手扣住肘部，拇指压在桡骨头后外侧，余4指握肘关节尺侧，另一手握其掌屈腕背侧。医生轻轻做屈肘动作，当患者放松无阻抗时，突然快速过伸（并立即放松），与此同时拇指向前、向内推挤桡骨头，另一手向上推掌屈的腕关节，可闻复位声，拇指下有微动感，复位成功（图9-6-1）。

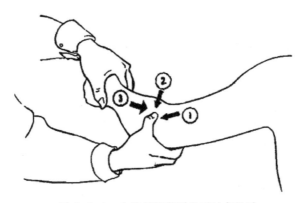

图 9-6-1 上桡尺关节错位手法复位法
①拇指向前推桡骨头。②向内压桡骨头。③另一手向上推腕

四、术后固定

绷带包扎，肘后加垫，以防桡骨头再脱位，颈腕悬吊1~2周。

五、复位要点

桡骨头脱位是由于外力作用，桡骨环状韧带关节面脱离尺骨桡骨切迹，而向背侧、外侧移位，故复位时，一定由背侧和外侧将桡骨头推向前内侧，方能复位。这与桡骨头脱位不同，复位一定要前臂旋后，环状韧带随尺桡骨平行而归回原位，桡骨头一同复位。

第七节　肘关节后脱位

肘关节囊前后相对薄弱松弛，两侧有尺侧副韧带和桡侧副韧带加强，限制了不正常侧方活动。肱骨下端前后扁薄，两侧宽厚，尺骨冠状突较鹰嘴小，尺骨对抗后移位较对抗前移位的力度弱，因此遭受暴力作用时，肘关节后脱位更易发生。

肘后有尺骨鹰嘴突和肱骨内外上髁三个骨性突起，正常情况下伸肘时三点成一直线，屈肘时构成等腰三角形，可作为检查肘关节的骨性标志。

一、病因与发病机制

人在跌倒时肘关节伸直位，前臂在旋后位，手掌撑地，使肘关节过度后伸，鹰嘴突从后侧急骤撞击肱骨滑车，肱尺关节形成杠杆作用，肘关节囊前壁被撕裂，肱骨下端向前移位，尺骨鹰嘴连同桡骨头向后方脱出。

二、临床表现与诊断

（1）患者有手撑地的跌倒摔伤史。

（2）肘关节明显肿胀、疼痛、压痛，呈135°半屈曲畸形，前后变厚，上臂变长，前臂短缩，比例失调。肘窝饱满，肘后凹陷、空虚。肘前可触及扁圆形的肱骨下端，肘后可触及尺骨鹰嘴突，后外侧可触及桡骨头，肘后三点骨性标志失常，肘关节屈伸活动受限，而出现异常的内收、外展活动（图9-7-1）。

（3）X线正位片可见尺桡骨近端与肱骨远端重叠，侧位片肱尺、肱桡关节脱离，尺桡骨近端脱至肱骨远端后方。冠突可有骨折（图9-7-2）。

三、手法复位

新鲜肘关节脱位（指3周内），在局麻或臂丛神经麻醉下进行。

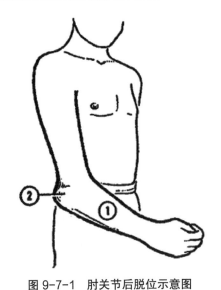

图 9-7-1　肘关节后脱位示意图

①前臂短缩，肘关节半屈曲。②肘后可见隆起尺骨鹰嘴突

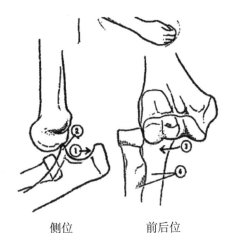

侧位　　　　　前后位

图 9-7-2　肘关节后脱位示意图

①尺桡骨近端脱至尺骨远端后方。②尺骨冠突可见骨折。③尺桡骨近端与尺骨远端重叠。④尺桡骨保持正常位置肘关节后脱位 X 线所见

1. 拔伸复位法：患者取坐位，助手立于患侧之后，双手握其上臂，医生立于患者对面，以一手握腕部与助手对抗拔伸牵引片刻，以另一握肘部的手拇指抵住肱骨远端前侧往后推，其余 4 指将鹰嘴突向前提，同时将肘关节渐渐地屈曲 60°~70° 时，可闻复位声，即已完成复位（图 9-7-3）。

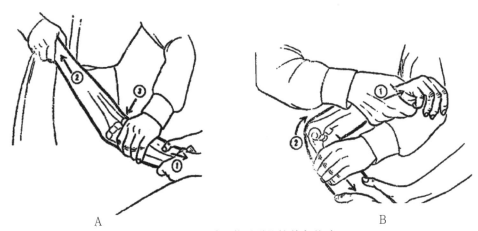

A　　　　　　　　　　　　　　　　　　　　　　　　B

图 9-7-3　肘关节后脱位拔伸复位法

A.①助手握患者上臂向近端牵引。②医生一手握患者前臂远端与助手对抗牵引。③医生另一手握患者肘，拇指在前侧推肱骨远端向后，余 4 指将鹰嘴突向前提。B.①持续牵引。②将肘关节渐渐屈曲 60°~70°

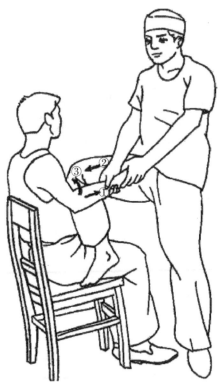
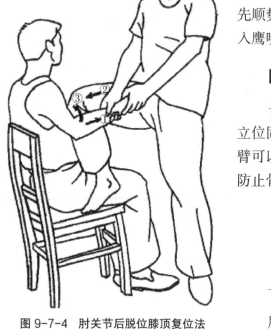

图 9-7-4　肘关节后脱位膝顶复位法
①双手牵拉前臂。②膝关节顶肘关节前侧。
③拉后逐渐屈曲肘关节

2.膝顶复位法：患者坐凳上，医生立于患者面前，一手握前臂，一手握住腕部，一足置于同一凳面上，屈膝顶在肘窝内。首先顺势拔伸前臂，然后逐渐屈肘，当滑车进入鹰嘴窝时，即复位成功（图9-7-4）。

四、术后固定

长臂石膏托在肘关节屈曲 90° 前臂中立位固定 1~2 周，后改三角巾悬吊 1 周。前臂可以自由活动，切勿做被动牵拉肘关节，防止骨化肌炎发生。

第八节　肘关节前脱位

一、病因与发病机制

肘关节前脱位较少见。向前扑倒时，肘关节屈曲，肘尖着地，外力由后向前，使尺桡骨近端向上移位于肱骨远端前方，形成肘关节前脱位。肘关节前面有肱动、静脉及正中神经经过，前外侧有桡神经，后内侧有尺神经，脱位时经常合并神经血管损伤。

二、临床表现与诊断

肘关节过伸畸形，屈曲不能，肘窝隆起，可触及尺桡骨近端，肘后可触及肱骨远端，前臂较对侧变长。肘后三点骨性标志被破坏。X线正位片可

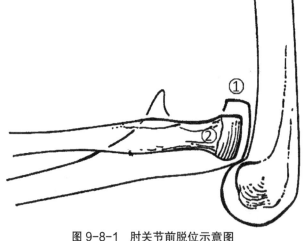

图 9-8-1　肘关节前脱位示意图
①鹰嘴位于肱骨远端前方。②桡骨头位尺骨外髁前方近侧

见肱骨远端与尺桡骨近端重叠，侧位可见尺骨鹰嘴突及桡骨头移至肱骨远端前方。有时尺骨鹰嘴突骨折（图9-8-1）。

三、手法复位

1. **拉伸法**：患者坐位，助手握上臂中段，医生一手握肘部，另一手握腕部，前臂置于旋后位加以牵引，同时推尺骨近端向下向后，当肱骨滑车进入滑车切迹，肘关节屈曲，可闻复位声，即已复位成功（图9-8-2）。

2. **腰牵法**：患者取坐位，助手牵引患者上臂，医生握患者前臂，用一布带套在其前臂近端掌侧面，两端系在医生腰间，医生弓腰时布带牵引使肘关节屈曲尺桡骨向下移动，拉开肱尺重叠部分，同时医生将尺桡骨近端推至肱骨远端后方，即可整复（图9-8-3）。

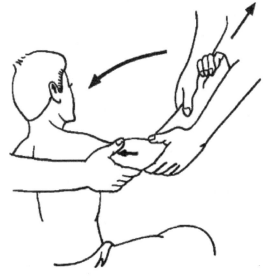

图 9-8-2 肘关节前脱位拉伸复位法

四、术后固定

长臂石膏托在肘关节屈曲90°前臂中立位固定1~2周，后改三角巾悬吊1周。前臂可以自由活动，切勿做被动牵拉肘关节，防止骨化肌炎发生。

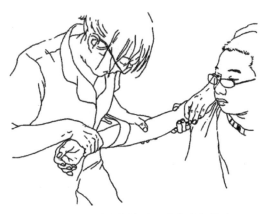

图 9-8-3 肘关节前脱位腰牵法复位法

第九节　肘关节侧后脱位

一、病因与发病机制

在肘关节后脱位的同时，由于暴力作用的方向不同，沿尺侧或桡侧向上传达，出现肘内翻或外翻，引起桡侧或尺侧副韧带撕裂，尺骨鹰嘴突和桡骨头除向后移位外，还向尺侧或桡侧移位，形成后内或后外脱位。

二、临床表现与诊断

肘关节侧后脱位除具有后脱位症状与体征外，还可见肘内翻或外翻畸形，肘部内外径增宽。外脱者前臂向外移位，肱骨内髁明显突出，鹰嘴突位于外后方，桡骨头突出。内脱位者肱骨外髁明显突出，尺骨鹰嘴及桡骨头向后内方移位。肘关节出现内收或外展异常活动（图9-9-1~图9-9-3）。

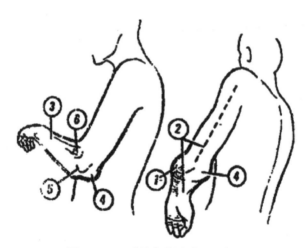

图 9-9-1　肘关节外侧脱位示意图

①~⑥示肘关节外侧脱位体态

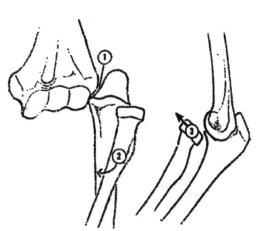

图 9-9-2　肘关节外侧脱位示意图

①尺桡骨向中线移位。②桡骨头停留在滑车上。
③鹰嘴窝在内髁内侧

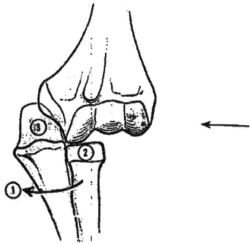

图 9-9-3　肘关节外侧脱位示意图

①鹰嘴窝与外髁接触。②前臂旋前。③桡骨头位
于鹰嘴水平

三、手法复位

患者取坐位，助手固定上臂，医生一手握腕部牵拉前臂，使肘关节完全伸直。外脱位时，在牵引下，另一手将桡骨头和鹰嘴推向尺侧，前臂旋后，外后侧脱位变成单纯后脱位，再按后脱位整复。内脱位时，将鹰嘴及桡骨头向外侧挤压，变成后脱位，再按后脱位整复（图9-9-4）。

四、术后固定

长臂石膏托在肘关节屈曲90°前臂中立位固定1~2周，后改三角巾悬吊1周。前臂可以自由活动，切勿做被动牵拉肘关节，防止骨化肌炎发生。

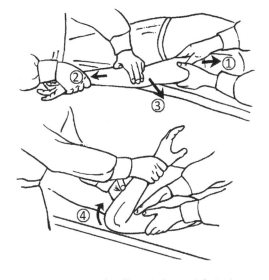

图 9-9-4　肘关节侧后脱位手法复位法

①助手固定上臂。②医生握前臂手对抗牵引。
③医生另一手推尺骨近端向下向后。④当肱骨滑车进入尺骨切迹后屈曲肘关节到45°

第十节　肘关节过伸半脱位

一、发生机制

肘关节主要由肱骨鹰嘴半月切迹肱骨滑车与尺骨鹰嘴突冠状突以及肱骨小头与桡骨小头构成关节。关节囊较松弛，由两侧副韧带加强，当肘关节过伸跌下，两侧副韧带稳定肘关节侧方活动，尺骨鹰嘴突以鹰嘴窝顶部为支点，冠状突向滑车后下方滑动，卡在滑车轴后下方，这时鹰嘴突关节面离开滑车关节面。尺桡骨关节尚属正常，肘关节过伸半脱位。

二、诊断

患侧肘关节呈过伸僵直状态，不能屈曲，肱骨内外髁与鹰嘴突不在一条线上，后者偏上，X线片显示肱骨滑车向掌侧突出，尺骨后伸状，鹰嘴关节面向后略离开滑车关节面，失去正常对合关系，尺桡骨关系正常，未见骨折。

三、治疗

医生握患者前臂，助手握其上臂对牵，听到一声"咔"声，肘关节即可屈曲，复位成功。肘关节屈曲90°位，颈肘悬吊2~3周。

第十一节　肘关节内外侧脱位

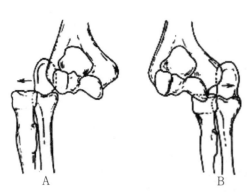

图9-11-1　肘关节内外侧脱位示意图

A. 外脱位。B. 内脱位

由于内翻应力或外翻应力所致内侧或外侧副韧带、关节囊严重损伤，发生肘关节内侧脱位或外侧脱位。而脱位侧损伤反而较轻，肘关节增宽，上臂和前臂长度无变化。

在X线正位片上，单纯外侧脱位可见尺骨半月切迹与小头－滑车沟相关节，可有一定范围的伸屈活动，在肘关节肿胀明显时，很容易误诊。单纯内侧脱位尺骨冠状突、鹰嘴突与肱骨滑车、鹰嘴窝不完全脱位，近尺桡关节未脱位（图9-11-1）。

手法复位：医生握前臂与助手握上臂对抗牵引，对内侧脱位或外侧脱位分别对内侧或外侧直接施压，注意勿将侧方脱位转化成后脱位，否则会加重软组织损伤。内侧脱位多为半脱位，脱位软组织损伤轻。外侧脱位时肘肌有可能嵌入关节间隙，阻挡关节复位，如此可能需手术切开复位。

第十二节　陈旧性肘关节脱位

肘关节脱位后，未经复位延误3周以上者，即为陈旧性肘关节脱位。

一、病理改变

陈旧性肘关节脱位，局部骨与软组织逐渐出现病理变化，且随时间推移而加重。骨骼因废用而疏松、萎缩，关节软骨因失去关节液滋养而退变和剥脱。局部血肿机化，骨膜下新骨形成。脱位关节间隙充满肉芽组织，关节囊韧带与周围组织粘连，肌萎缩。

二、治疗原则

对陈旧性肘关节脱位治疗目的有3点：
（1）使关节由非功能位变成功能位。
（2）增加肘关节活动范围。
（3）稳定关节，创造条件，发挥肌力作用。

三、治疗方法

（1）非手术疗法：脱位时间3周到2个月内，均可适行非手术复位，当然，拖时间越长，治疗越困难，效果也越差。

（2）闭合复位：适于成人，2个月以内陈旧性脱位，无骨质疏松及关节无骨化性肌炎，在全麻或臂丛阻滞麻醉下，首先使患肘被动伸屈活动，解除局部粘连，反复对抗牵拉，使挛缩的伸肌和屈肌得以松弛和伸展。如有侧方脱位先予纠正。在持续牵引下，待尺骨半月切迹接近肱骨滑车时，医生双手按压肘前肱骨下端，这时牵拉前臂助手徐徐屈曲肘关节而复位。如屈肘阻力过大，切勿勉强屈肘，应重复上法，反复牵拉和屈肘，最后达到复位。

（3）闭合复位失败则手术开放复位。

第十三节　桡尺骨分离肘关节脱位

一、病因与发病机制

当前臂过度旋前位手掌着地跌倒时，由于上下传导暴力集中于肘关节，使环状韧带及桡尺骨近端骨间肌劈裂，桡骨头向外脱位，尺骨近端向后或向内脱位，肱骨远端嵌插二骨中间，形成分离型脱位。尺骨向后移位为前后位型分离脱位；尺骨向内移位为侧位型移位（图9-13-1、图9-13-2）。

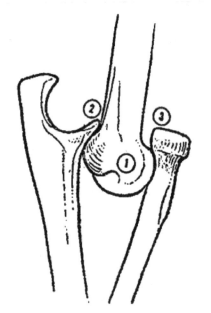

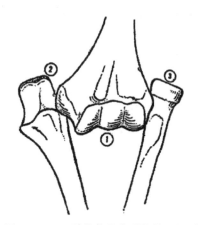

图9-13-1　肘关节分离脱位前后位型示意图
①肱骨远端置于尺桡骨之间。②尺骨在肱骨后方。③桡骨在肱骨前方

图9-13-2　肘关节分离脱位前后位型示意图
①肱骨远端在前臂两骨之间。②尺骨向内侧移位。③桡骨向外侧移位

二、手法复位

1. 前后型：患者取坐位，助手固定其上臂，医生一手握其前臂做持续对抗牵引，

保持患者肘关节伸直位，另一手将尺骨近端向背侧挤压，使肱骨滑车进入尺骨滑车切迹，压迫桡骨头向内，前臂旋后，肱桡复位（图9-13-3）。

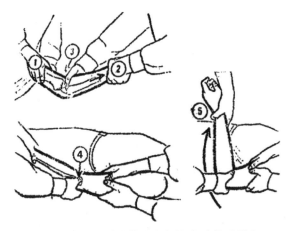

图 9-13-3　肘关节分离复位法（前后型）

①助手固定上臂。②医生一手在伸直前臂上持续牵引。③另一手将尺骨向背侧压。④当尺骨切迹与肱骨滑车衔接后，用力向下压迫桡骨头。⑤在软组织肿胀能忍受限度内，将前臂旋后

2. **侧位型**：患者取坐位，助手固定其上臂，医生在牵引条件下，双手分别从内外推挤尺桡骨近端，成为后脱位，然后按后脱位整复（图9-13-4）。

术后处置方法同后脱位。

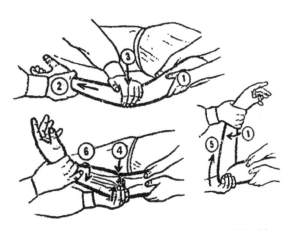

图 9-13-4　肘关节分离脱位复位法（侧位型）

①助手固定上臂。②医生一手在伸直的前臂上做持续牵引。③医生另一手在前臂上端向下压迫。④将桡骨和尺骨挤压在一起。⑤在软组织肿胀能忍受限度屈曲前臂。⑥前臂旋后

三、术后固定

长臂石膏托在肘关节屈曲90°前臂中立位固定1~2周，后改三角巾悬吊1周。前臂可以自由活动，切勿做被动牵拉肘关节，防止骨化肌炎发生。

第十四节　肱骨外上髁炎

肱骨外上髁炎又称网球肘，表现为肘关节外侧疼痛放射至前臂。以往认识网球肘是前臂伸肌拉伤所致，近年来发现肱骨外上髁炎的患者多数有颈椎病史，或者颈椎病患者主诉肘关节疼痛。逐渐认识到肱骨外上髁炎与颈椎病有密切关系，当颈椎病治愈后，肱骨外上髁炎自然痊愈。

肱骨外上髁是前臂伸肌（桡侧腕长伸肌、桡侧腕短伸肌、指总伸肌、旋后肌等）的起点，以上肌肉均为颈第5至第8对颈神经支配，颈椎病时颈神经受累，引发支配肌紧张、痉挛、缺血、缺氧、无菌炎症。当然前臂伸肌过劳、损伤也会出现炎性反应。伸腕、握拳等肱骨外上髁疼痛，且有明显压痛，向前臂放散。

治疗方法

（1）多数为颈椎病一个症状，作者认为治疗颈椎病是治本，已治愈数万例。

（2）对症治疗，当疼痛影响生活、工作和休息时，可封闭治疗。避免提重物。

（3）肱骨外上髁炎发病与肱骨内上髁炎类似，也多是由颈椎病所致。后者少见，治疗方法相同。

第十章　手部关节脱位、错位

　　手关节包括桡腕关节、腕间关节、腕掌关节、掌骨间关节、掌指关节和指间关节。

　　手部任何损伤都可以引起手关节有关关节的脱位、错位。造成损伤的外力包括背伸、尺偏和腕骨间旋转及指间扭挫应力。

　　下尺桡关节本不属于手关节，只因紧邻腕部，损伤原因和症状与腕关节相似，权且在本章讨论。

第一节　下桡尺骨关节错位

　　下桡尺骨关节由桡骨、尺骨切迹与尺骨头环状关节面之间和尺骨头与关节盘之间构成。关节囊很松弛，滑膜层宽阔，关节腔较宽大，延伸至尺骨头关节面与关节盘上面之间。桡腕掌侧韧带宽而坚韧，附于关节囊前外侧，桡腕背侧韧带较薄弱，附于关节囊后面，二者均有加固关节囊作用。

　　关节盘为纤维软骨，呈三角形，称三角软骨，其尖部附着尺骨茎突外侧，底边与桡骨、尺骨切迹下缘相连，上面光滑凹陷，与桡骨、尺骨相切迹，再共同与尺骨头相关节，下面光滑微凹，与月骨内面相关节，构成桡腕关节的一部分，中部薄弱，往往穿孔，周缘肥厚，与关节囊愈合。关节盘将桡尺骨远侧关节腔与桡腕关节腔完全分开，若中部穿孔，二者之间可相通。关节盘有将桡、尺二骨紧密连接和限制其活动的作用（图10-

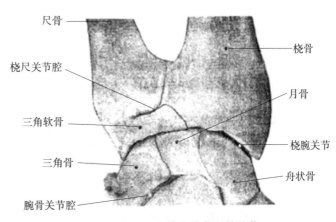

图 10-1-1　下桡尺关节及腕关节

103

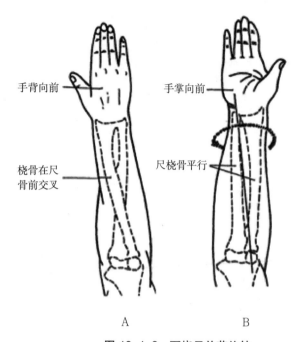

手背向前

手掌向前

桡骨在尺骨前交叉

尺桡骨平行

A

B

图 10-1-2　下桡尺关节旋转

A. 前臂旋前位。B. 前臂旋后

1-1）。

上桡尺关节与下桡尺关节虽然是两个独立的关节，却有共同运动，属车轴关节。它们的运动轴贯穿桡骨头中心与关节盘中心之间的连线，桡骨头绕尺骨、桡骨切迹和桡骨环状韧带旋转，而桡骨下端及关节盘则围绕尺骨头旋转。当桡骨向尺骨前方旋转，手背向前，桡骨在尺骨前方并交叉时称旋前；相反当手掌向前，桡尺骨并列时，称旋后（图 10-1-2）。

一、病因与发病机制

腕关节扭伤或过度旋前、旋后运动，使背侧、掌侧韧带拉伸延长或疲劳损伤以及三角软骨破裂，原本关节囊松弛，尺骨头向背侧或掌侧移位，便发生下桡尺骨关节错位。掌侧韧带较坚韧，尺骨头向背侧错位较掌侧错位更多见。三角软骨是稳定下桡尺关节的重要结构。在尺骨茎突基底部骨折时，三角软骨的尺侧附着点遭到破坏，亦可造成下尺桡关节不稳。前臂任一骨短缩，均可诱发下桡尺关节脱位，主要发生在尺、桡骨各种骨折时。

二、临床表现与诊断

（1）腕部扭伤或腕部过劳病史。

（2）腕部隐痛，腕关节旋转出现疼痛和受限。腕力下降，提拉尚可，平端不能（如端锅、端水杯等）。

（3）尺骨头背侧隆起或略低，下桡尺关节压痛及尺骨头压痛。

（4）下桡尺关节松动不稳。

（5）三角软骨损伤症状较下桡尺关节错位症状重。压痛在尺骨小头端掌侧面上，可以鉴别。

三、手法复位

方法一（以尺骨头背侧移位为例）：患者取坐位，助手双手握前臂中上部，医生面对患者，双手握腕关节，以拇指压在尺骨小头背侧，适当对抗牵拉，先使前臂旋前，瞬间立即大角度旋后，同时拇指加压尺骨头，尺骨头归位，即已复位（图10-1-3）。

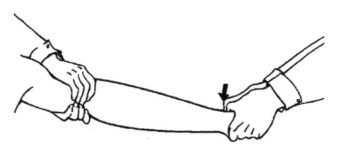

图 10-1-3　下桡尺关节错位（尺骨头背侧移位）复位法（方法一）

尺骨头掌侧移位，医生拇指在掌侧压在尺骨头上，先前臂旋后，瞬间立即大角度旋前，尺骨头归位后，即复位成功。

方法二（以左侧掌移型错位为例）：患者坐于凳上，医生立于患者左侧，右手环扣患前臂远端，拇指置于尺骨头的掌侧。左手握腕部，略使其掌屈沿桡尺长轴向远端牵引，至极度，依前臂旋后方向拧动并背屈患腕，与此同时，右手按前臂旋前方向拧动，并顺势顶尺骨头至背侧，若觉移动便复位（图10-1-4）。

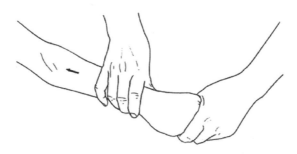

图 10-1-4　下桡尺关节错位（尺骨头掌侧移位）复位法（方法二）

背移型复位手法，与掌移型相同，只是异向拧动，即医生左手按前臂旋前拧动，右手握腕旋后拧动，顺势压尺骨头至掌侧，腕背屈（图10-1-5）。

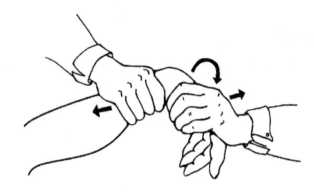

图 10-1-5　下桡尺关节错位（尺骨头背侧移位）复位法（方法二）

方法三：医生一手握患者手腕前部（掌侧脱位手心向上，背侧脱位手心向下），另一手握桡尺骨远端，拇指置于尺骨头上对抗牵引下，按压尺骨头归位，同时余4指上提腕部，使腕旋前（掌侧错位）或旋后（背侧错位），即可复位（图 10-1-6）。

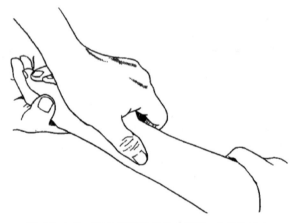

图 10-1-6　下桡尺关节错位复位法（方法三）

方法四（适用于尺骨头背侧错位）：助手握住患者前臂，置于中立位，医生一手握患手做对抗牵引，另一手拇指压在尺骨头背侧，余4指环握桡骨下端，压下尺骨头后，再内外加压桡尺关节，使之复位（图 10-1-7）。

方法五：患者取坐位，医生面对患者，以一手固定患前臂近端，另一手以拇指、食指固定尺骨头，若尺骨头向背侧错位，当患腕部放松时做旋后环转，同时拇、食指压尺骨头靠向桡侧。若尺骨头向掌侧移位时，做旋前环转，推压尺骨头靠近桡骨（图 10-1-8）。

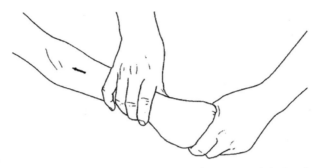

图 10-1-7　下桡尺关节尺骨头背侧错位复位法（方法四）

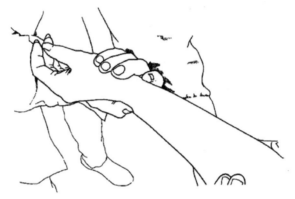

图 10-1-8　下桡尺关节错位复位法（方法五）

术后腕部弹性绷带固定 2 周。

四、复位要点

下桡尺关节活动是桡骨远端及软骨盘绕尺骨头的旋转。在某些外力作用下，尺骨头在桡骨尺骨切迹上做前后移动而错位，旋前时向背侧移位，旋后时向掌侧移位。因此无论哪种复位方法，尺骨头向背侧移位，必须腕部旋后；向掌侧移位时，则旋前，方能复位。

第二节　桡腕关节错位

桡腕关节又称腕关节，由桡骨的腕关节面和关节盘构成凹陷的关节窝。关节头由舟骨和月骨近侧关节面构成，光滑而隆凸，呈横椭圆形。关节囊松弛，关节腔宽阔。关节有 4 条韧带加固，前外侧桡腕掌侧韧带、后面桡腕背侧韧带、桡侧有桡腕侧副韧带、尺侧有腕尺侧副韧带。桡腕关节主要在额状面做屈曲与背伸运动。由于掌侧的韧带比背侧强，故伸腕比屈腕运动范围小，屈腕60°~70°，伸腕为45°。

一、病因与发病机制

桡腕关节属凸凹面较浅扁形关节，桡骨远端具有掌倾和尺倾，掌侧倾斜10°~15°，尺侧倾斜20°~25°。当手腕受到扭转、提拉等轻度伤害时，造成不大的掌屈桡腕关节错位或尺偏错位。如遭到直接暴力打击可造成桡腕关节脱位。

二、临床表现与诊断

（1）腕部有扭伤或牵拉伤病史。

（2）腕关节不同程度肿胀，屈腕、桡偏活动时疼痛加重。腕力减弱，或力不从心。

（3）腕掌侧正中压痛，或尺骨茎突压痛。

（4）腕关节主被动伸、屈、桡偏、尺偏或旋转时，关节均有涩滞感和摩擦音。

（5）X线片改变不明显。

三、手法复位

患者取坐位，助手握其前臂远端，医生双手分别握手掌两侧，掌心向下，沿前臂纵轴与助手对抗牵引，同时做腕关节旋前、旋后转动，若掌侧错位，置于背屈位，立即向掌侧顿挫；若尺偏错位，置于桡偏位，立即向尺侧顿挫。当术中顿挫时，感到腕骨间有移动，或有复位声，患者自觉症状缓解或消失，即已复位（图10-2-1）。

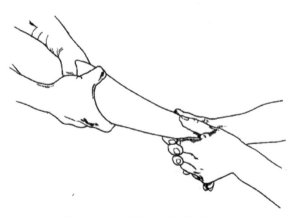

图 10-2-1　桡腕关节错位复位法

四、治疗要点

（1）要分辨清桡腕错位种类，掌屈错位与尺偏错位复位方向不同。

（2）腕关节牵引下顿挫要瞬间完成，不能迟疑。

五、术后处理

术后无明显症状，可不作任何处置，如肿胀明显可颈腕悬吊 1~2 天。同时热敷或远红外线治疗。

第三节　腕骨尺侧移位

一、解剖与发病机制

桡骨远端关节面向尺侧掌侧倾斜。与其相关的腕骨由于有桡腕掌侧韧带和桡腕背侧韧带束缚，三角软骨复合体及尺骨头的阻挡，正常情况不会滑向尺侧和掌侧，可是，一旦上述结构损伤，腕骨便可向尺侧、掌侧移位，致使腕关节结构紊乱，功能失常，腕部疼痛（图10-3-1）。

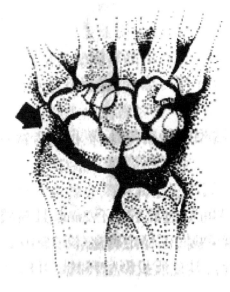

二、临床表现与诊断

有腕部暴力损伤史，多数因桡腕掌侧韧带或背侧韧带损伤，腕关节轻度肿胀、压痛，腕部远端偏向尺侧，腕关节活动受限。X线片示腕骨向尺侧偏斜，

图 10-3-1　腕骨尺侧移位示意图

桡舟骨关节间隙加大，远排腕骨、月骨和三角骨尺侧移位，舟骨保持与桡骨正常关系。舟月骨间隙增大。月骨与桡尺骨远端对应部分与正常相反，尺侧多，桡侧少。

三、手法治疗

腕部纵向牵引，拉开桡尺骨与腕骨关节，如背侧错位，先使腕骨背伸随之较大角度掌侧屈，闻"咔"响声即复位。如尺侧错位，牵开后，将桡尺骨与腕骨向移位反向推压，即可复位。石膏固定两周，如复位失败可行桡月关节融合，或桡舟月关节融合术。

第四节　腕骨间关节脱位、错位的应用解剖

腕骨除豌豆骨外均为不规则的六面体，近侧与远侧均为关节面，背侧稍凸且比掌侧宽，因而形成掌侧凹下的腕骨沟，腕横韧带跨过构成腕管，内有屈肌腱和正中神经通过。腕骨间关节是相邻腕骨之间构成的关节。可分为近侧列腕骨间关节、远侧列腕骨间关节和近侧列与远侧列腕骨之间的腕中关节。

近侧列腕骨关节由舟状骨与月骨，月骨与三角骨构成，其间均有诸多的韧带连结。

远侧列腕骨间关节有大多角骨与小多角骨、小多角骨与头状骨及头状骨与钩骨之间关节面构成。诸骨间均有韧带连结。

腕中关节介于近、远两列腕骨之间，由近侧列腕骨关节面与远侧列近侧关节面构成，可分为内外侧两部。内侧部凸向近侧，由头状骨和钩骨近侧关节面与舟状骨、月骨和三角骨远侧关节面构成，为一变形的椭圆形关节。外侧部凸向远侧，由大、小多角骨与舟状骨构成，为一变形的平面关节。关节之间有诸多韧带连结。

腕关节在背伸、腕骨间旋后和尺偏的负载逐渐加大时，舟状骨、头状骨和三角骨依次至月骨脱位，形成进行性月骨周围不稳。开始舟状骨脱位或不稳，伴舟月韧带和桡舟韧带损伤，进而头骨脱位，最终桡头韧带、桡三角韧带和背侧桡腕韧带撕裂伴月骨脱位。由于腕骨背侧宽度大于掌侧面，以背侧脱位居多，但月骨掌脱位多于背脱位是个例外。

第五节　月骨脱位

一、病因与发病机制

月骨脱位是腕骨脱位中最常见者。月骨正面观为四边形，侧面为半月形，掌

侧较背侧宽，易掌侧移位。近端凸隆关节面与桡骨及三角纤维软骨相关节。远端凹陷，分别与钩骨和头状骨相关节。内侧关节面与三角骨相关节。外侧半月形关节面与舟状骨相关节。

月骨在腕骨中较不稳定，当手尺偏时介于头骨与桡骨之间，容易脱位；手过伸时，月骨也易脱位。月骨血运较差，活动度较大，易损伤营养血管，造成月骨缺血性坏死。掌侧脱位压迫正中神经，外侧3个半指掌侧麻木（图10-5-1）。

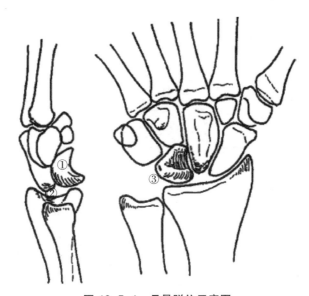

图 10-5-1　月骨脱位示意图

①月骨位于腕骨前方且其关节面向前倾斜。②头状骨与桡骨关节面相接触。③月骨在前后位上由四边形变为三角形

二、临床表现与诊断

（1）有跌倒时手掌着地，腕过度背伸的外伤史。

（2）手掌侧肿胀、疼痛、压痛。

（3）腕部变形，掌背均厚，掌侧可触及骨性隆起，中指不能完全伸直，握拳时第3掌骨头塌陷。手腕背伸、桡侧屈明显受限。

（4）合并正中神经损伤时，外侧3个半指痛觉迟钝、麻木、屈曲障碍。

（5）月骨背侧脱位时，X线侧位片上示头状骨向月骨背侧移位，舟状骨近端向背旋转。前后位示两排腕骨重叠，腕骨投影短缩，舟月骨间隙增宽。月骨掌侧脱位，X线侧位片头状骨与桡骨远端相关节，月骨移位桡骨掌侧缘，前后位片月骨不是正常的梯形，而是三角形或楔形。

三、手法复位

患者取坐位，一助手固定其前臂，另一助手双手握患手两侧，做对抗牵引，拉开腕骨关节间隙，腕关节尽量背伸。医生立于患手侧，月骨掌侧脱位时拇指向背侧方向按压月骨远端，与此同时，牵手的助手将腕关节掌屈，即可复位。如月骨背侧脱位，在腕关节牵开后，使腕关节掌屈，医生以拇指向掌侧按压月骨远端，立即背伸腕部，即可复位（图10-5-2）。

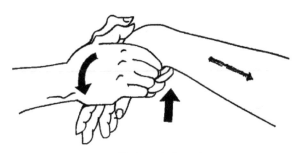

图 10-5-2　月骨脱位（背侧脱位）复位法

月骨整复后，腕关节疼痛减轻，畸形消失，中指伸直，X线片示月骨位置正常，表示复位成功。

四、术后处理

石膏托腕关节掌屈位固定2~3周。

第六节　头状骨背侧脱位

一、病因与发病机制

头状骨为腕骨中最大的骨，居腕骨中央，近端膨大呈球形的为头状骨，与月骨远端凹面相关节，成为腕关节中轴。其远端主要与第3掌骨基底部相关节。

腕部过伸及旋后应力作用时，经月骨凹面关节面使头状骨向背侧移位，或受月骨侧缘撞击使头状骨颈部骨折并沿横轴旋转180°。如无骨折，舟状骨近极部韧带破裂，而使头状骨近极部转向背侧脱位。

二、临床表现与诊断

头状骨脱位与月骨掌侧脱位并行，症状体征同时出现。故不赘述。

三、手法复位

患者取坐位，一助手固定前臂远端，另一助手握患手远端两侧，两人对牵，拉开腕关节间隙，并使腕掌屈，医生双手拇指按压头状骨远端向掌侧，同时腕背伸。如疼痛减轻，手腕畸形消失，中指伸直，X线片示头状骨位置正常，说明复位完成。

四、术后处理

石膏托腕关节掌屈位固定 2~3 周。

第七节　舟状骨脱位

舟状骨在腕骨近列中最大，略呈不规则船形，长轴斜向外下方，与桡骨纵轴成 40°~60° 夹角。其近侧隆起与桡骨相关节，舟状骨与 5 块腕骨相邻成关节，其四周均为软骨面。只有掌背侧有韧带附着和血管进入，血运较差，损伤易发生缺血坏死。

一、病因与发病机制

当手过度背伸或应力由桡背侧方向作用于舟状骨远端时，舟状骨背侧被桡骨远端关节面背侧挤压，可造成腰部骨折或背侧轻度半脱位（图 10-7-1），后者可伴舟状骨近端骨折和大面积韧带损伤，破坏血运，造成缺血坏死。

二、临床表现与诊断

（1）跌倒手掌撑地，或腕部扭伤病史。

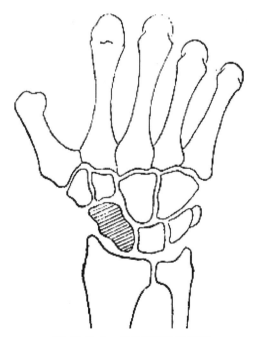

图 10-7-1　舟状骨脱位示意图

（2）桡骨下方腕部轻度肿胀、疼痛。

（3）鼻咽窝肿胀、压痛，叩击2、3掌骨头舟状骨处疼痛。

（4）如有舟状骨骨折，症状更为明显。

（5）X线正位片可见舟月骨间隙加宽，大于正常2mm，舟状骨投影缩短，其长轴与桡骨长轴垂直。可以确诊。

三、手法复位

患者取坐位，一助手握其前臂远端，另一助手握其手腕远侧，对抗牵引，拉开腕关节间隙，如背侧脱位，先腕背屈，按压舟状骨近极，瞬间掌屈，即复位。如掌侧脱位，先掌屈旋后位，医生以拇指在掌侧按压舟状骨近极，瞬间背伸，即已复位。

腕骨复位后，均以石膏托固定2~3周。解除固定后要加强腕部及手指活动。

四、腕骨间错位复位法讨论

（1）桡腕错位与腕间错位复位手法的异同：两种复位手法均为利用牵引和旋转加大关节间隙、减缓肌肉阻抗。但改变方向的目的不同，桡腕错位的改变方向是先将八块腕骨一并置于错位相反方向，然后顿挫，利用抖甩之力使之复位。如腕骨尺骨错位，先将腕桡侧偏，再突然尺偏顿挫，这一抖动将桡骨甩向尺侧，腕骨移向桡侧而复位。腕间错位复位改变方向，是为加大错位那个腕骨间隙，在改变方向时顺势将移位之腕骨压入或顶回原位。

（2）腕骨错位复位手法要掌握好顿挫时机，否则不易复位。要掌握好错位之腕骨下压和上顶之时机，应在第二次改变方向时的瞬间实施，方能复位。

第八节　腕管综合征

腕管综合征是由于腕管容积减小或压力增高，使正中神经在管内受压引起的一系列改变的综合征。

一、解剖与发病机制

腕管是一骨性纤维管道。近端位掌侧腕横纹水平，为腕管起始点。向掌中部延伸到第3掌骨基底部，其后壁为头状骨、舟骨、月骨及小多角骨；桡侧壁为舟骨结节及大多角骨结节；尺侧壁为豌豆骨、钩骨沟；前壁为掌横韧带。腕管内有拇长屈肌腱、指浅屈肌腱、指深屈肌腱及正中神经通过。

手腕长期反复用力活动，发生慢性劳损，如木工、缝纫工，尤其女性腕部活动范围较大，频率高。屈指肌腱、正中神经与腕横韧带反复摩擦，引起肌腱、滑膜、神经慢性劳损、水肿、炎性反应，腕管内压力增高，正中神经受压。

风湿病、类风湿病，以及产后、闭经等内分泌紊乱，结缔组织病变，掌长肌肥大等均可使腕管狭窄、压力增大，压迫正中神经。

月骨脱位、桡骨下端骨折畸形愈合，腕横韧带增厚，腕管内腔狭窄，压迫正中神经。

腕管中的腱鞘囊肿、脂肪瘤、钙质沉着等压迫正中神经。

二、症状与诊断

桡侧3个半手指麻木、疼痛、活动无力及血管、神经营养障碍等。轻者仅夜间或手劳动时出现疼痛和感觉异常，重者手指刺痛、麻木、持续不停，有时向前臂、上臂，甚至肩部放散。

屈腕时压迫正中神经，麻木加重，疼痛放射至中指、食指；叩击腕掌部中指麻木。

三、检查

正中神经的感觉神经传导速度变慢，潜伏期延长。

四、治疗方法

1. **封闭疗法**：1%奴夫卡因2~3mL或1%利多卡因2mL加醋酸曲安奈德注射液0.1mL（1mg）。每5日1次，2~3次为1个疗程。

2. **手法整骨**：腕骨错位、脱位进行整复。

3. **手术治疗**：非手术治疗无效，病情严重，手术切断腕横韧带，减压。

第九节　腕掌关节错位

腕掌关节是由远列腕骨远侧关节面与掌骨底关节面相关节，分成第1腕掌关节和第2~5腕掌关节。

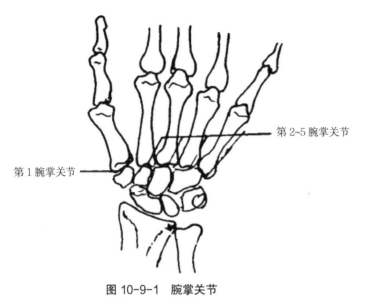

图 10-9-1　腕掌关节

第 1 腕掌关节由大多角骨远侧鞍状关节面和第 1 掌骨底鞍状关节面构成，关节囊肥厚而松弛，共有 5 个韧带（即桡侧副韧带、尺侧副韧带、背侧副韧带及前、后骨间韧带）加强。另外有数条肌腱（桡侧腕屈肌腱、拇长屈肌腱、拇短屈肌腱、拇长展肌腱、拇短展肌腱、拇长展肌腱、拇短伸肌腱、拇短伸肌腱）跨过，加强并支配其各向运动。第 1 腕掌关节有两个运动轴，沿额状轴的屈伸运动，沿矢状轴的内收与外展运动。另外还可做对掌和环转运动（图 10-9-1）。

第 2~5 腕掌关节由远侧腕骨远侧关节面与 2~5 掌骨底构成。第 2 掌骨底与大小多角骨相关节；第 3 掌骨底与头状骨相关节；第 4 掌骨底与头状骨及钩骨相关节；第 5 掌骨底与钩骨相关节。各关节囊除第 5 腕掌关节外均较紧张，运动范围极小，第 5 腕掌关节可做屈伸运动。

一、病因与发病机制

第 1 腕掌关节运动多向且范围大，损伤概率最多，第 1 掌骨底向背侧和背外侧移位，其次是第 5 腕掌关节，亦背侧移位居多。第 2~4 腕掌关节错位鲜见。

二、临床表现与诊断

（1）手指或手掌各种损伤或慢性劳损病史。

（2）手掌局部疼痛，相对手指活动时疼痛更明显。

（3）第 1 掌骨底在拇指外展时隆起（与对侧对比），内收、外展受限，患者多数指认掌指关节疼痛，检查此处无压痛，而在第 1 腕掌关节有压痛，多数向背倒移位。其余错位掌骨底隆起或凹陷，压痛均不明显，手指屈伸稍有疼痛或不适。

（4）X线片一般改变不明显。

诊断以手诊为主，可摸清其错位部位和方向。

三、手法复位

1. 第1腕掌关节错位：患者取坐位，患手旋前位。助手立患者患侧背对，以双手握腕近于端，医生立于患者对面，以同侧手拇、食指握第1掌骨头，另一手拇、食指固定第1掌骨底，与助手对抗牵引，当拉开腕掌关节时，如背侧错位顺势掌屈第1掌骨头，瞬间立刻背伸同时下压第1掌骨底，即可复位。

腕掌关节向外侧错位，在牵开关节时，将第1掌骨头向掌侧、内侧压下的瞬间背伸外展，即可复位。

2. 第2~5腕掌关节错位：如掌骨底背侧移位，医生以同侧拇、食指夹持患者掌骨头，另一手拇、食指夹持其相应掌骨底，在牵开腕掌关节后，顺势掌骨头掌屈，立刻抬掌骨头背伸，同时下压掌骨底向掌侧，即可复位。如掌骨底向掌侧移位，应将掌骨底先压向掌侧，瞬间压下掌骨头，抬起掌骨底向背侧，即可复位(图10-9-2)。

术后1~2周内勿做手部扭转、过度伸屈活动。

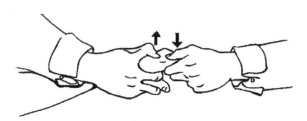

图10-9-2 第2~5腕掌关节错位复位法

第十节 掌骨间关节错位

一、病因与发病机制

掌骨间关节共3个，位于2~5相邻掌骨底之间构成，各自有1~2个关节面，各关节囊与其腕掌关节囊相融合，各关节腔与腕掌关节腔相通。第2掌骨底内侧的关节面与第3掌骨底外侧关节面相关节；第3掌骨底内侧2个卵圆形小关节面与第 4 掌骨底外侧关节面相关节；第 4 掌骨底内侧 1 个凹形小关节面与第 5 掌骨底外侧半月形关节面相关节。

关节囊上有 3 条韧带相连，掌骨背侧韧带，在背侧连结第 2~5 掌骨底间；掌骨掌侧韧带，连续掌骨底掌面间；掌骨间韧带连续相邻掌骨底间。掌骨间有掌侧骨间肌，在背侧有背侧骨间肌，司掌骨间收展。

二、临床表现与诊断

手指及掌部扭挫伤时均可造成掌骨底之间关节错位。多数症状不明显，主诉手掌隐痛不适、握拳不利和疼痛加重，掌骨底间可有触痛。

三、手法复位

患者取坐位，患手旋前，助手握其腕部，医生以两手拇、食指分别握捏患掌骨底和掌骨体部的背侧和掌侧，适当牵引，上下抖动掌骨，即可复位（图 10-10-1）。

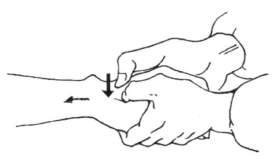

图 10-10-1　掌骨间关节错位复位法

第十一节　掌指关节错位

掌指关节由掌骨头与近节指骨底构成，分第 1 掌指关节和第 2~5 掌指关节两种。第 1 掌指关节为屈戍关节，第 2~5 掌指关节为球窝关节。

一、病因与发病机制

第 1 掌指关节掌骨头较小，关节面宽，掌板不规则，两侧各有一籽骨，并有侧副韧带和副韧带增强，副韧带较薄。掌板宽阔，附于指骨底掌侧和第 1 掌骨头的掌侧面。关节屈曲时掌板滑向掌骨体，伸展时掌板滑向远侧，掌板与籽骨合为一体。内外侧籽骨分别受拇收肌和拇短屈肌控制。拇收肌于籽骨处多发生腱鞘炎。第 1 掌指关节主要做伸屈运动，也有外展、外旋和对掌运动。受损概率较高（图 10-11-1）。

第 2~5 掌指关节囊松弛，有多条韧带和肌腱加固，还有掌侧深横韧带和掌板，使其关节稳定。由于其为球窝关节，指伸直时可做屈、伸、收、展运动。指屈曲时活动受限。第 5 掌指关节活动范围较大，比第 2~4 掌指关节受伤机会要多。

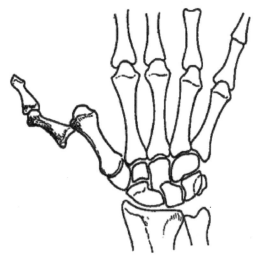

图 10-11-1　掌指关节脱位（第 1 掌指关节）示意图

当掌指关节因暴力过度背伸时，掌骨头穿破掌侧关节囊而脱出，为背侧脱位。若掌骨头向背侧脱出，近节指骨底向掌侧移位，为掌侧错位。后者比较少见。

二、临床表现与诊断

（1）手指受到过伸、过屈暴力伤害史。

（2）掌指关节疼痛、肿胀，屈伸活动受限。

（3）过度背伸畸形，可在掌侧掌横纹处触及掌骨头。

（4）X 线片可见掌骨头与指骨底重叠，有时合并骨折。

三、手法复位（背侧错位）

方法一：患者取坐位，助手固定腕部近侧，医生一手持患指对牵，另一手拇指向掌侧推压指骨头，掌指关节屈曲，即可复位。

方法二：医生一手拇、食指捏住错位指骨头，另一手拇、食指捏住错位的掌骨底，牵引拉开关节间隙，同时两手做相反方向错动数次后，突然顿挫一下，即可复位（图 10-11-2）。

四、术后固定

术后石膏托或夹板固定屈曲 90° 2~3 周，不能伸直位固定，以免关节粘连、强直。

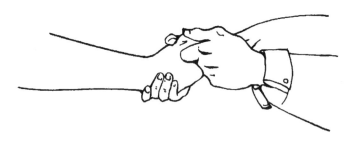

图 10-11-2 掌指关节错位复位法（方法二）

第十二节 指间关节脱位

指间关节由各指相邻两节指骨的滑车与底构成，属滑车关节，共9个，除拇指1个关节外，余4指各有近侧与远侧2个指间关节。近侧指间关节囊松弛，远侧关节囊被副韧带、掌板、指深屈肌腱和指背腱膜终腱增强。指间关节只能做屈伸运动（图10-12-1）。

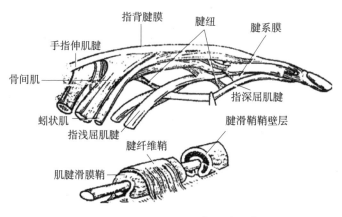

图 10-12-1 手指肌腱示意图

一、病因与发病机制

外力过度牵拉、扭曲、背伸，导致指间关节囊破裂。侧副韧带撕裂引起指间关节脱位，因暴力不同可致背侧脱位、侧方脱位、掌侧脱位，以背侧脱位多见，其次侧方脱位，掌侧脱位少见。

二、临床表现与诊断

指间关节脱位之关节梭形肿胀、疼痛、压痛，手指背伸畸形或侧弯畸形，伸屈活动障碍，如侧方脱位有异常侧向活动。

三、手法复位

医生一手拇、食指捏住脱位远端指骨，另一手捏住近端指骨，当关节间隙牵开后，两手前后错动几下，将远侧指骨底推向掌侧，屈曲患指，即可复位。复位后屈曲 90° 固定 1~2 周。

第十一章 骨盆损伤与骶髂关节错位

　　骨盆其实就是下肢带骨，由髂骨、骶骨、坐骨、耻骨和尾骨通过两侧骶髂关节、耻骨联合与骶尾关节组成，有诸多韧带和肌肉维持其完整性与稳定性。骨盆承受体重压力及下肢反作用力，是机体应力传导的枢纽，损伤与功能障碍在所难免，占门诊下腰痛的就诊率40%强，不容忽视。

　　骨盆损伤比较复杂，除因骨关节损伤外，尚有肌肉、韧带损伤因素。此外还有躯干及下肢直接或间接原因所致的伤害；或急性发作，或慢性发病，临床表现复杂隐蔽，诊断和治疗有一定的难度。

　　常规检查很难确定损伤错位的部位，而手诊可以确定骨盆环上的疼痛点，进而明确错位、半脱位的骨关节及其损伤的韧带或肌肉。一般患者说不清病痛的准确部位，需要对骨盆各骨关节详查。即便如此，因骨盆解剖、生物力学特点和骨盆损伤机制的复杂性，治愈后复发率高，特别是老年女性，有生育史者，骨盆韧带松弛、肌肉萎缩、骶髂关节松懈，复位后的保持更加困难。

第一节 骨盆解剖与生物力学及其发病机制

　　骨盆由髂骨、坐骨、耻骨（三者统称为髋骨）、骶骨和尾骨经双侧骶髂关节、

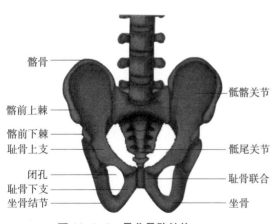

髂骨

髂前上棘

髂前下棘
耻骨上支

闭孔
耻骨下支
坐骨结节

骶髂关节

骶尾关节

耻骨联合

坐骨

图 11-1-1 骨盆骨骼结构

骶尾关节和耻骨联合连结而成。由髂骨、耻骨和坐骨三者合成髋臼。两侧髋骨通过耻骨联合在前侧相连（图 11-1-1）。骶骨由 5 个骶椎融合而成，呈三角形，底朝上，尖朝下，嵌于两髂骨之间。骶骨底部呈圆形关节面与第 5 腰椎构成腰骶关节。骶骨下部与尾骨相连。两侧上部耳状关节面与髂骨耳状关节面构成骶髂关节，关节面凸凹不平，有较厚

透明软骨覆盖，结合紧密，关节囊紧张，关节朝向后内侧，后上方较前上方宽，其下方前部较后部宽，这种结构增加了骶骨屈伸的稳定性。骶髂关节前后均有韧带连结。

两侧耻骨体内端连结成耻骨联合，内有透明软骨和较厚的纤维软骨盘，起到真正的连接作用。

一、骨盆韧带（主要是环绕骶髂关节韧带）

1. 骶髂关节前韧带：是连接骨盆前面骶骨与髂骨关节沟之间弓形韧带，加固骶髂关节前部和下部。

2. 骶髂骨间韧带：填充骶髂关节后上部不规则关节间隙中，是最大的、最坚韧的纤维带，对防止骶髂关节垂直和前后移位起到重要作用。

3. 骶髂后韧带：覆盖在骨间韧带之上，二者共同连接骶髂关节的后2/3，构成骶髂复合后韧带。

4. 骶结节韧带：一部分来自骶髂关节后韧带，另一部分来自髂腰韧带，止于坐骨结节，具有防止骶骨旋转移位的作用。

5. 骶棘韧带：起于骶骨下端，止于坐骨棘，也有防止骶骨旋转的功能。

6. 髂腰韧带：起于第4、第5腰椎横突，止于髂嵴，并于骶髂间韧带汇合。主要功能阻止骶髂关节分离和防止骶骨与骨盆带之间错位。

7. 耻骨联合韧带：共有3条，即耻骨上韧带、耻骨间韧带和耻骨弓韧带，都比较薄弱，只有耻骨上韧带与腹直肌、腹外斜肌纤维交织而较坚厚。它们具有防止耻骨联合分离和阻止骶骨旋转的作用（图11-1-2）。

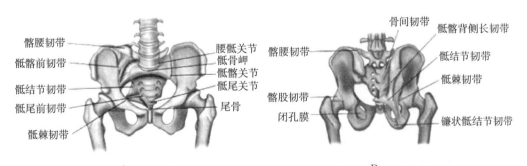

图 11-1-2 骨盆韧带结构，前观图（A）和后观图（B）

骨盆的稳定性不仅依赖于骨性结构，而连接髂骨与骶骨的诸多韧带构成骨盆环负重的复合体，维护骨盆静态平衡。

复杂而坚韧的骶髂复合后韧带具有非常巧妙的生物力学结构。骶髂复合后韧带是人体最坚固的韧带，维持骶骨在骨盆环中正常位置，如同一个吊桥的绳索稳定骶骨。骶髂骨间韧带主要抵抗垂直剪切力。只要保持骶髂复合后韧带完整性，即使其他韧带全部断裂，也不会发生骨盆环的上下移位和后移位，但可能发生旋转移位而失稳。

骶棘韧带从骶骨外侧缘横行止于坐骨棘，防止骶骨后旋。骶结节韧带起于骶髂后复合体，直接止于坐骨结节，与骶棘韧带二者呈掎角之势。对抗髋骨的外旋力和垂直力，并以此加固骶髂后韧带。

骶髂前韧带较薄弱，但有抵抗骨盆的外旋力和剪切力作用。

耻骨联合的三条韧带，具有防止耻骨联合分离作用，对骨盆的稳定作用不可忽视。

二、骨盆有关肌肉

骨盆肌分屈肌、伸肌即姿势肌与运动肌。屈肌包括髂腰肌、腘绳肌（股二头肌、半膜肌、半腱肌）、内收肌群（大收肌、长收肌和短收肌）、股直肌、梨状肌、阔筋膜张肌和髂胫束等。伸肌有臀大肌、臀中肌、股外侧肌、股内侧肌等。

1. 屈肌群：

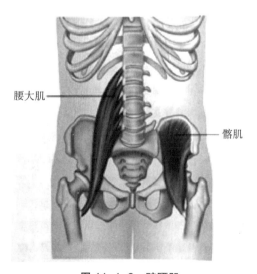

腰大肌

髂肌

图 11-1-3　髂腰肌

（1）髂腰肌包括腰大肌和髂肌。腰大肌起于第 12 胸椎至第 5 腰椎，髂肌起于髂窝上份和腰骶前韧带及骶髂关节，止于股骨小转子。收缩时使髋关节屈曲和外旋。髂腰肌紧张是骨盆紊乱的主要原因（图 11-1-3）。

（2）股直肌起于髂前下棘和髋臼上方，止于髌骨和胫骨结节。其功能为屈髋、伸膝，一侧收缩导致股骨旋前，同侧髂骨旋后；双侧股直肌张力增高导致骨盆前倾、腰骶关节前凸，出现下腰痛。

（3）内收肌群中的内收长、短肌起于耻骨前部，大内收肌起于坐骨结节，止于股骨内侧，司髋关节内收、内旋、屈曲（图11-1-4）。

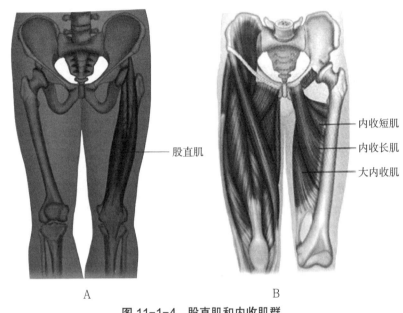

A   B

图 11-1-4　股直肌和内收肌群

A. 股直肌。B. 内收肌群

（4）阔筋膜张肌起于髂嵴前份外侧缘，止于胫骨上端外侧，在髋关节下方与髂胫束相汇，功能为髋关节屈曲、外展、内旋。阔筋膜张肌和髂胫束紧张导致髋骨功能障碍。

（5）腘绳肌起于坐骨结节，股二头肌止于腓骨小头，半腱肌止于胫骨上端内侧，半膜肌止于胫骨内髁后部，其功能为屈髋和伸膝。

（6）腰方肌起于髂嵴、髂腰韧带，止于第12肋及上4节腰椎，司脊柱侧弯和伸展腰椎。一侧腰方肌短缩，至同侧髂骨上滑。

（7）梨状肌起于第2至第4骶椎内侧面，止于股骨大转子顶部。当梨状肌收缩时，髋关节外旋、伸展。当屈髋时使大腿外展，并能维持股骨头位置。梨状肌附着骶骨的前面，能使骶骨基底部后旋及髋关节相对向下运动。梨状肌过度兴奋是造成骶骨旋转错位的主要原因（图11-1-5）。

2. 伸肌群：

（1）臀大肌起于髂骨后外侧及骶尾骨后侧面、骶骨结节，止于股骨臀肌粗

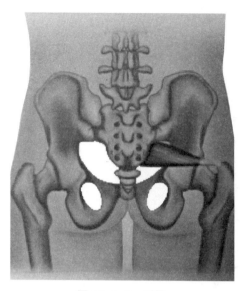

图 11-1-5　骶骨

隆和阔筋膜张肌及髂胫束，辅助髋关节外展、外旋。当臀大肌无力或激活异常，骨盆向外倾斜，臀大肌对稳定骶髂关节起到重要作用。臀大肌直接附着骶结节韧带和胸腰筋膜上，背阔肌又与胸腰筋膜相连，当臀大肌无力或异常激活造成以上组织结构紧张度升高，导致骶髂关节损伤。臀大肌无力可能源于第 5、第 6 腰神经根病变、髋臼上盖撕裂、关节囊炎症等，也可由于拮抗肌（髂腰肌、股直肌和内收肌）抑制。

（2）臀中肌起于髂骨翼外面、髂嵴下方，止于股骨大转子外侧面，上束司髋关节外旋，前束司髋关节内旋，后束司髋关节外旋与伸展。臀中肌由于过度激活而肌力减弱，特别是后束，易出现内收肌和阔筋膜张肌连带髂胫束过度激活，梨状肌也可激活。臀中肌是骨盆动态稳定性的关键肌肉，当其肌力减弱时骨盆稳定性变差（图 11-1-6）。

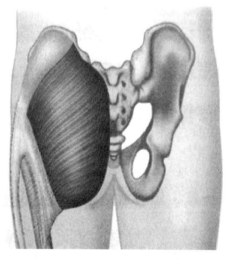

A

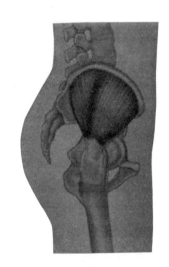

B

图 11-1-6　臀大肌和臀中肌

A. 臀大肌。B. 臀中肌

骨盆有关肌肉见表11-1-1。

骨盆肌肉起止点及功能图表（图11-1-7、表11-1-1）。

表11-1-1　骨盆肌肉起止点及功能

肌名称		起点	止点	神经支配	功能
髂腰肌	腰大肌	T_{12}~L_5	股骨小粗隆	股神经（L_1~L_4）	髋关节屈曲
	髂肌	髂窝	股骨小粗隆	股神经（L_2~L_4）	躯干屈曲
股直肌	前部	髂前下棘	髌骨、胫骨结节	股神经（L_2~L_4）	伸膝屈髋
	后部	髋臼上方	髌骨、胫骨结节	股神经（L_2~L_4）	伸膝屈髋
内收肌群	内收短肌	耻骨下支外侧	股骨粗线上部	闭孔神经（L_2~L_4）	髋关节内收、屈曲、内旋
	内收长肌	耻骨上支外侧	股骨粗线内侧	闭孔神经（L_2~L_4）	髋关节内收、屈曲、内旋
	大内收肌	坐骨结节	股骨干上内侧	坐骨神经（L_4~S_1）	髋关节内收、屈曲、内旋
腘绳肌	半膜肌	坐骨结节	胫骨内髁后部	坐骨神经（L_4~L_5）	屈膝、屈髋
	半腱肌	坐骨结节	胫骨干上内侧	坐骨神经（L_4~L_5）	屈膝、屈髋
	股二头肌	股骨粗线	腓骨头、胫骨外髁	骶神经（S_1~S_3）	屈膝、屈髋
阔筋膜张肌		髂前上棘	胫骨外侧髁	臀上皮神经（L_4~S_1）	髋关节屈曲、外展、内旋
髂胫束		髂嵴	胫骨外侧髁	臀上皮神经（L_4~S_1）	髋关节屈曲、外展、内旋
梨状肌		第2至第5骶骨前	股骨大粗隆顶部	骶神经（S_1~S_2）	髋关节外旋、伸展固定股骨头
腰方肌		髂腰韧带	12肋 L_1~L_4 椎体	肋下神经腰神经（T_{12}~L_3）	脊柱侧屈、伸展腰椎（如同侧腰方肌稳定）
臀大肌		髂骨外侧面及骶、尾骨背面	股骨臀粗隆和髂胫束	臀下神经（L_5~S_2）	上部：髋外展、外旋 下部：髋外旋、后伸
臀中肌		髂骨嵴外面，髂嵴下方	股骨大粗隆外侧	臀上神经（L_4~S_1）	上束：髋外旋、外展 前束：髋内旋、屈曲 后束：髋外旋、伸展

肌肉、韧带和筋膜通过力学机制稳定骨盆，称为骨-关节-肌肉-韧带系统。当机体有效工作时，髋骨与骶骨之间剪切力得到充分控制，负荷可以在躯干、骨盆和下肢之间顺畅而有效地传递。

通过各组肌肉舒缩锁定骨骼、韧带结构关系，使机体姿势无论活动时（走、跑、蹲、弯腰、扭转等姿势改变）还是静止时（坐、卧、跪、立等）均处于平衡状态。良好姿势（即肌肉-骨骼平衡状态）保护机体的支撑结构不受到伤害，避免进行性畸形。不良姿势使机体各部分间发生错误关系，导致结构上压力越来越大，机体失去平衡。使维持姿势肌活动增加，能耗加大。肌肉长时间地等长收缩，便进入无氧代谢状态，乳酸和其他代谢产物累积，发生缺血性疼痛。

如果肌肉平衡得不到解决，机体将被迫进入代偿状态，从而增加肌肉－骨骼系统的压力。最终导致组织受激惹、损伤和破坏。这样就会使肌肉－骨骼系统处于失衡状态，发生恶性循环，使姿势肌短缩，运动肌延长，屈肌和伸肌平衡被打破，最终表现为姿势畸形。

在骨盆关节复位之前，要拉伸紧张的肌肉，只有解除肌肉紧张、痉挛方能使错位、半脱位的关节复位不至于复发。

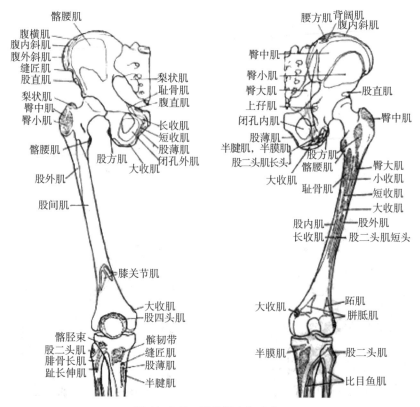

图 11-1-7　骨盆肌肉起止点

第二节　骨盆损伤与骶髂关节错位临床表现与诊断

大多数患者主诉下腰痛、臀部痛并向股外侧放散，痛不过膝，同时可有腹股沟隐痛。多数患者没有明显外伤史。近年来腰部 CT 检查已经普及，常因腰椎间盘改变而误诊腰椎间盘突出症者不在少数。

视诊和触诊：判定骨盆解剖标志是否对称，手诊确定疼痛部位、程度，有助于骨盆损伤诊断。

1. 后面观：

（1）髂嵴两侧是否等高，臀上皮神经走行区有无压痛。

（2）髂后上棘两侧是否对称，与中线距离是否相等及有无触痛。

（3）两侧臀沟是否对称，沿臀沟手诊坐骨结节有无压痛。

（4）骶骨沟（骶骨底部与髂骨相连浅凹处）两侧是否对称，较深侧骶骨底向前旋转或下垂，而浅侧骶骨底向后反向旋转或上移，患侧压痛。

（5）骶结节韧带紧张或松弛，判断骶髂或髂骶关节功能障碍，患侧压痛。

（6）骶骨下外侧角（骶结节韧带近心侧触摸骶骨下外侧角），两侧是否对称，压痛，可为髂骶或骶髂关节功能失调。

2. 前面观：

（1）两侧髂嵴是否等高。

（2）髂前上棘顶端是否等高及有无触痛。

（3）耻骨结节顶端有无压痛，耻骨联合有无分离。

（4）腹股沟韧带是否紧张和有无压痛。

3. 骨盆带功能障碍判定：

（1）髂骶功能障碍：

①髋骨旋前：旋前侧髂前上棘向下，髂后上棘向上，骶骨沟变浅，坐骨结节向上，骶结节韧带松弛。

②髋骨旋后：旋后侧髂前上棘向上，髂后上棘向下，骶骨沟变深，坐骨结节向下，骶结节韧带紧张。

③髋骨外倾 / 内倾：髋骨向外 / 向内变动为髋骨外倾 / 内倾。外倾通常与髋骨旋前相耦合，而内倾多与旋后相结合。外倾侧髂前上棘与脐距离较长，相反内倾时较短。

④髋骨上移/下移：骨盆遭受上/下剪力作用时发生。髋骨上移，同侧髂前上棘、髂后上棘、髂嵴、坐骨结节均比对侧偏高、骶结节韧带松弛，腿变短。髋骨下移，同侧髂前上棘、髂后上棘、髂嵴、坐骨结节均比对侧偏低，骶结节韧带紧张，腿变长。

（2）骶髂关节功能障碍：是骶骨绕左或右斜轴或横轴旋转移位，引起骶髂关节紊乱，功能异常。

①骶骨绕左斜轴左旋基底部右侧向前旋转：可见右侧骶骨沟变深，左侧变浅；骶骨下外侧角左侧向后，第5腰椎椎体右侧屈、侧弯、旋转，腰椎前凸减少，坐位前屈试验左阳性，腰椎屈曲测试右侧骶骨沟加深，左腿变短（表11-2-1）。

表 11-2-1　骶骨向前旋转

部位	绕左斜轴左旋向前旋转	绕右斜轴右旋向前旋转
深骶骨沟	右	左
浅骶骨沟	左	右
骶骨下外侧角后部	左	右
L₅旋转	右侧－伸展、旋转、侧弯（右）	左侧－伸展、旋转、侧弯（左）
腰椎前凸	增加	增加
腿长	左侧短	右侧短
坐位体前屈试验	右	左
腰椎屈曲测试	右侧骶骨沟深	左侧骶骨沟深

②骶骨绕右斜轴右旋基底部左侧向前扭转：与骶骨绕左斜轴左旋基底部左侧向前旋转与①表现类同，方向相反。

③骶骨绕右斜轴左旋骶骨基底部左侧向后旋转移位：可见右骶骨沟加深，左骶骨沟变浅，左骶骨下外侧角向后，第5腰椎右侧屈曲、右旋转、右侧弯，腰椎前凸减少，坐位前屈曲试验左阳性，腰椎屈曲测试骶骨沟水平，左腿变短（表11-2-2）。

④骶骨绕左斜轴右旋骶骨基底部右侧向后旋转移位，与骶骨绕右斜轴左旋骶骨基底部左侧向后旋转③类同，方向相反。

130

表 11-2-2　骶骨向后扭转

部位	绕右斜轴左旋向后扭转		绕左斜轴右旋向后扭转
深骶骨沟	右	左	
浅骶骨沟	左	右	
骶骨下外侧角向后	左	右	
L₅旋转（右）	右侧－屈曲、旋转、侧弯（左）		左侧－屈曲、旋转、侧弯
腰椎前凸	减少		减少
腿长	左侧短		右侧短
坐位体前屈试验	左		右
腰椎屈曲测试	骶骨沟水平		骶骨沟水平

⑤骶骨前后旋转：即骶骨基底部绕其横轴前旋/后旋错位（表 11-2-3）。

表 11-2-3　骶骨前后旋转

部位	骶骨旋转向前	骶骨旋转向后
骶骨基底	向前	向后
骶骨下外侧角	后面	前面
腰椎前凸	增加	减少
腿长	相等	相等

向前旋时骶骨基底部向前；向后旋时骶骨基底部向后。骶骨下侧角前旋时向后；后旋时向前。腰椎前凸前旋时加大，后旋减少。

第三节　骨盆损伤与骶髂关节错位手法治疗

骨盆损伤的治疗实际即是3块骨骼（2块髋骨和1块骶骨）的3个微动关节（2个骶髂关节和1个耻骨联合）错位的手法复位。纠正髋骨左右旋转，内外倾斜、上下移位和骶骨绕斜轴一侧左右旋转错位与绕横轴前后旋转错位以及耻骨联合上下移位，为此要调治有关肌群痉挛或无力状态及有关韧带张力与损伤，解除骨盆功能障碍和疼痛，从中不难看出治疗骨盆损伤的复杂性和骶髂关节错位复位的难度。

一、髂骶错位手法治疗

此法为针对髋骨旋前、旋后、内倾、外倾以及上移、下移错位的治疗。

1. 右髋骨旋前错位手法复位：

方法一：患者取健侧侧卧位，医生立于患者前侧，患侧髋、膝关节屈曲90°。医生以左手固定右侧髂骨，右手触诊髂后上棘（痛点）。调节患者姿势，医生以腹部顶压左侧膝关节，使髋关节过度屈曲，患者对抗阻力伸展髋关节维持片刻（缓解臀大肌、股二头肌紧张度）。待完全松弛，引导右髋骨至旋后位，同时屈曲髋、膝关节2~3次，直达到新的阻力点（图11-3-1）。

手法二：患者取健侧侧卧位，医生立于患者背侧，以双手用力固定其髋骨，患者髋膝关节屈曲90°。在此姿势之上，调整患髋骨旋后。然后患者以手持膝部施加对抗伸展髋关节片刻。放松后，引导右髋骨于旋后位，同时患者缓缓屈曲右髋关节2~3次（图11-3-2）。

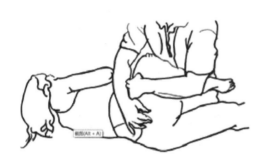

图 11-3-1　右髋骨旋前错位手法复位法（方法一）

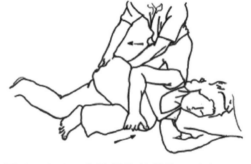

图 11-3-2　右髋骨旋前错位手法复位法（方法二）

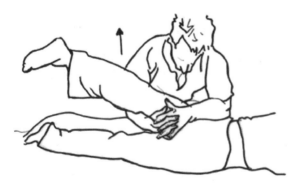

图 11-3-3　左髋骨旋后错位手法复位法

2. 左髋骨旋后错位手法复位：
俯卧位，医生立于患侧，双手交叉扣抱患侧大腿根部，左前臂置于左髂后上棘处。缓缓伸展和内收患侧髋关节，直至阻力点，嘱患者轻轻对抗并屈曲左髋关节维持片刻。完全放松后，引导患者后伸、内收大腿和髋骨旋前（图

11-3-3）。

3.右髋骨旋后错位手法复位：

方法一：与左侧髋骨旋后错位复位手法类同。

方法二：俯卧位，医生立于健侧，将右手置于患者右膝前方，左手置于右髂后上棘，缓慢伸展和内收右髋关节，直至阻力点，嘱患者轻轻对抗并屈曲右髋关节维持片刻（缓解内收肌群紧张度）。放松后，嘱患者进一步屈曲、内收患侧髋关节，并以左手在右髂后上棘施压，如此重复2~3次，髋关节和骨盆的联合运动右髋骨便向前旋转，即可复位（图11-3-4）。

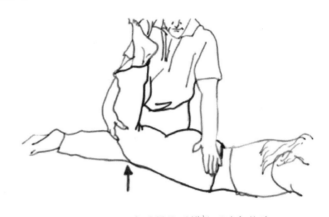

图 11-3-4　右髋骨旋后错位手法复位法

4.左髋骨上移错位手法复位：仰卧位，健侧膝关节屈曲90°。（防止右髋出现不必要活动）。握左踝部，内旋大腿锁定左髋关节，随之向尾侧牵拉，直至阻力点维持片刻（缓解梨状肌紧张度），达到髋骨下移（图11-3-5）。

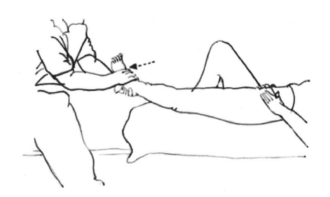

图 11-3-5　左髋骨上移错位手法复位法

5.右髋骨上移错位手法复位：取俯卧位，双膝关节置于床尾外端，医生坐于患者右大腿上，内旋大腿至髋

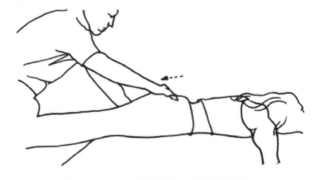

图 11-3-6　右髋骨上移手法复位法

关节锁定。以左手稳定骶骨或左大腿，右手向尾侧牵拉右腿，直至遇到阻力点，医生再坐其大腿上，嘱患者对抗力向上提拉骨盆维持片刻（激活腰方肌）。放松后，向尾侧牵拉大腿至新的阻力点，重复2~3次，即可复位（图11-3-6）。

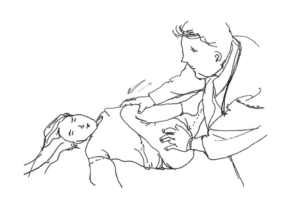

图 11-3-7　右髋骨下移错位手法复位法

6. 右髋骨下移错位手法复位：患者取仰卧位，医生立于其患侧。患髋、膝关节屈曲，医生右手握患者右膝，左手抵其髋关节后侧。双手用力推压患者右腿，使右膝尽量靠近胸部，推拉反复2~3次，直至右髂嵴与对侧平齐，复位成功（图11-3-7）。

7. 右髋骨外倾错位手法复位：

方法一：仰卧位，医生立于患侧，并以右手屈曲患侧髋、膝关节，以大腿为杠杆抬起骨盆，医生左手置于髂后上棘处，降低骨盆落于手上，以右手内收患侧髋关节，直达髋关节内旋阻力点。随后外旋、外展右侧髋关节维持片刻，在新的阻力点内旋髋骨，保持中立位，最后对右侧髂后上棘牵引治疗（图11-3-8）。

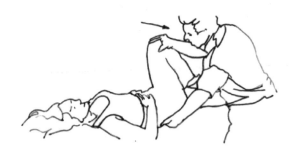

图 11-3-8　右髋骨外倾错位手法复位法（方法一）

方法二：健侧侧卧位，医生立于患者后侧，患侧髋关节屈曲，右髋骨稍前倾，健侧下肢后伸，医生双手置于患侧髂嵴外侧及髂前上棘处，稍加压力冲击患侧髋骨2~3次（图11-3-9）。

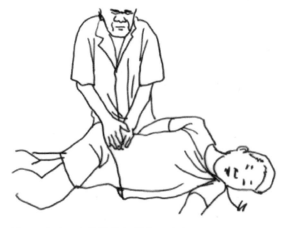

图 11-3-9　右髋骨外倾错位手法复位法（方法二）

8. 左髋骨内倾错位手法复位：

方法一：仰卧位，医生立于患者左侧，嘱左髋关节屈曲、外旋，左足置于右膝之上。医生右手置于右侧髂骨上稳定骨盆，以左手固定左膝关节，使髋关节外旋达复位标准，嘱患者做内旋髋关节对抗维持片刻（缓解臀大肌、臀中肌紧张度），放松后髋骨复位(图11-3-10)。

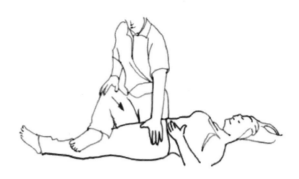

图 11-3-10　左髋骨内倾错位手法复位法（方法一）

方法二：患者仰卧位，医生立于患者侧方，双手分别置于两髂前上棘上方，缓缓施以外倾压力，反复2~3次，即可复位（图11-3-11）。

二、骶髂关节错位手法复位

1. 骶骨绕左斜轴左旋，骶骨基底右侧向前错位手法复位：

患者左侧半俯卧位，左上肢置于身

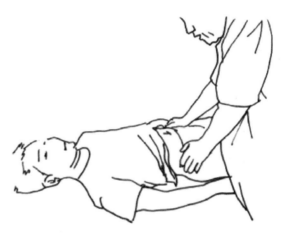

图 11-3-11　左髋骨内倾错位手法复位法(方法二)

后，右上肢置于身前，左腿伸直，右腿屈曲。医生立于其面前，以左手触及腰骶关节，引导躯干向左旋转，直至感到第5腰椎向左旋转。再换右手触及腰骶和右侧骶骨基底部，屈大腿诱导腰部屈曲，直至遇阻力点为止。这时嘱患者与医生对抗用力上抬大腿（激活右侧梨状肌）维持片刻。放松后，朝地面方向牵动大腿，直至感到右骶骨基底向后移动即复位成功（图11-3-12）。

2. 骶骨绕右斜轴右旋，骶骨基底左侧向前错位手法复位：

患者右侧半俯卧位，右上肢置于身后，左上臂置于身前，双膝屈曲90°。医生立于面前，患者膝关节放在医生右大腿上，医生右手触及腰骶关节，直至感到第5腰椎向右旋转，引导躯干右旋，并使其屈曲至阻力点。患者尽力上抬大腿，与医生对抗持续片刻。放松后，向地面带动患者大腿，激活左侧梨状肌帮助骶骨复位（图11-3-13）。

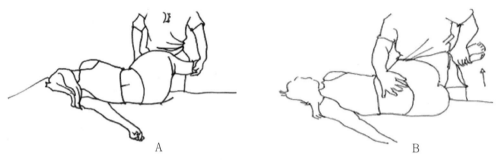

图 11-3-12　骶骨绕左斜轴左旋右前错位手法复位法

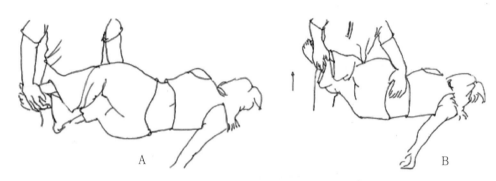

图 11-3-13　骶骨绕右斜轴右旋左前错位手法复位法

3. 骶骨绕右斜轴左旋，骶骨基底左侧向后反转错位手法复位：患者取右侧卧位，屈膝45°，医生立于其对面，以右手触及腰骶关节，向尾侧缓缓牵拉右上肢（将腰部伸展，左侧屈，左侧旋转）直至第5腰椎向左侧旋转。然后，以右手伸展右下肢，以左手控制左侧骶骨基底部，直至骶骨向前活动。随后在左股部下端，移至床边，施压趋向地面，患者尽量抬左腿对抗，持续片刻。放松后，嘱左腿继续朝向床面活动，伸展右腿，同时监测骶骨基底部，重复抵抗/放松3~5次（激活左侧梨状肌），直至左侧骶骨基底向前运动复位为止（图11-3-14）。

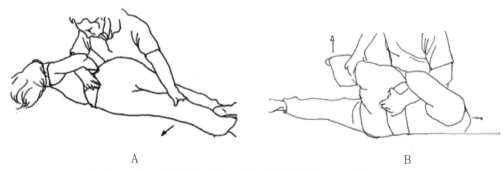

图 11-3-14　骶骨绕右斜轴左旋左后反转错位手法复位法

4.**骶骨绕左斜轴右旋右侧基底部后反转错位手法复位**：患者取左侧卧位，屈膝45°，医生对面站立。以左手触及腰骶部，并牵拉其左臂，使腰椎伸展，向左侧屈曲、右旋，直至第5腰椎向右旋转。这时，医生以左手伸展左下肢，右手施压骶骨基底部，直至其向前活动，并将右大腿移至床面以下，向下施压，嘱患者与之对抗，持续片刻。放松后，继续向下施压右腿，伸展左腿3~5次，直至骶骨左侧基底部向前复位（图11-3-15）。

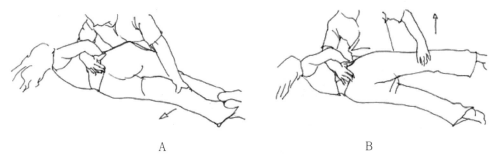

A　　　　　　　　　　B

图11-3-15　骶骨绕左斜轴右旋右后反转错位手法复位法

5.**骶骨基底旋前错位手法复位**：患者于床头取坐位，两腿分开，医生面对其背，一手触诊骶骨尖，另一手置于其上背部引导患者躯干屈曲，直至感到骶骨开始移动，嘱患者对抗背部压力，伸展背部持续片刻。放松后鼓励患者背部屈曲更大角度，同时使骶骨向后移动直至复位（图11-3-16）。

6.**骶骨基底旋后错位手法复位**：患者坐于床头，双腿分开，医生面对患者背侧，一手触及骶骨基底，一手环抱患者上胸部，使其躯干伸展，直至感受骶骨基底向前移动，患者对抗阻力尽力前屈躯干持续片刻后放松。最后，嘱患者伸展躯干至更大角度，使骶骨向前移动而复位（图11-3-17）。

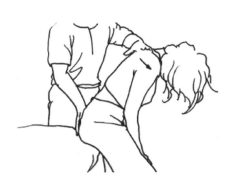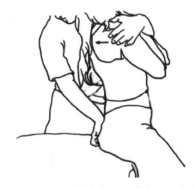

图11-3-16　骶骨基底旋前错位手法复位法　　　图11-3-17　骶骨基底旋后错位手法复位法

三、耻骨联合错位手法复位

1. 耻骨上/下错位手法复位：取仰卧位，双膝、双髋屈曲，医生双手置于两膝外侧，嘱患者双髋关节阻抗外展持续片刻（内收肌出现交互抑制效应），重复2~3次。接着将手拳置于双膝之间，嘱双膝内收紧压手拳以此调整耻骨联合，此时听到一弹响声（空化现象），是关节放松表现，表明已复位。如无空化现象发生，错位没有修复，嘱患者髋关节外展2~3次。医生将前臂置于双膝之间，嘱患者以最大抗力快速内收髋关节，最后，医生快速外展髋关节，耻骨联合复位（图11-3-18）。

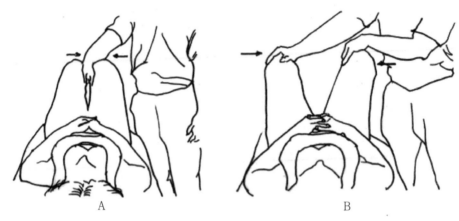

图11-3-18　耻骨上/下错位手法复位法

2. 左耻骨向上错位手法复位：取仰卧位，患者双臂上举过头，医生立于左侧。将左侧腿移至床外悬空，左手固定患者骨盆右侧，右手放左膝髌骨之上施压，嘱患者左髋关节对抗持续片刻。放松后，引导患者左腿进一步后伸，使左侧耻骨向下移动复位（图11-3-19）。

3. 右耻骨向下错位手法复位：取仰卧位，患者双臂上举过头，医生立于健侧。患者屈膝、屈髋、内收（促使右侧耻骨向上移动），以腿为杠杆使右侧骨盆拉离床面，将左手置于右侧髂后上棘处，手掌根置于坐骨结节下方，嘱患者伸髋对抗屈髋的阻力，维持片刻。放松后，患者进一步屈曲髋关节，医生同时对坐骨结节施压，促使右耻骨向上移动而复位（图11-3-20）。

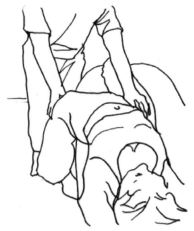

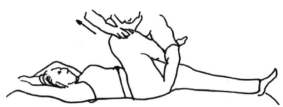

图 11-3-19　左侧耻骨上错位手法复位法

图 11-3-20　右侧耻骨下错位手法复位法

四、腰骶关节错位手法复位

骨盆带功能障碍与腰部伤病有密切关系。通常骨盆姿势异常引起腰椎功能障碍，但也有例外，腰椎自身功能障碍，引发骶髂关节错位，骨盆功能障碍。第 5 腰椎与第 1 骶椎构成腰骶关节，如果第 5 腰椎右侧旋转，右侧横突便向后旋转（腰骶韧带附着在第 4、第 5 髂嵴上）。右旋的第 5 腰椎右侧横突旋后，造成腰骶韧带紧张，使右侧骨盆后旋。第 5 腰椎、第 1 骶

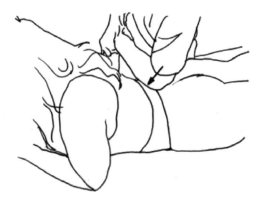

图 11-3-21　腰骶关节错位手法复位法（方法一）

椎一侧关节突关节相对打开，而另侧关节突关节相对闭合。如果维持了一定时间，闭合关节突关节便形成一个杠杆支点，会使骶骨旋转。因此治疗腰椎功能障碍，特别是第 5 腰椎错位治疗对骨盆功能恢复很有必要。

方法一：治疗时取俯卧位，腰椎后伸，以双手拇指或肘部施压第 5 腰椎右侧横突，即可复位（图 11-3-21）。

方法二：腰椎定点旋转复位法。患者取坐位，腰椎前屈，医生以右手拇指顶在第 5 腰椎右侧关节突关节上（有压痛），左臂经患者左腋下至胸前环抱，左手扣其右肩。当助手协助（双腿挟持患者的屈曲右腿）固定骨盆时，两手合力旋转

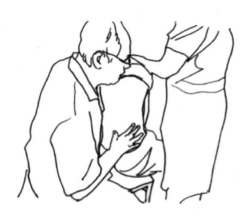

图 11-3-22　腰骶关节错位手法复位法（方法二）

腰椎，可闻一清脆响声，腰骶关节即已复位（图 11-3-22）。

第四节　骨盆损伤及骶髂关节错位预防

由于骨盆解剖结构和所处位置及其生物力学特点，造成其损伤、错位多发以及复位后更易复发。

骨盆处于躯干与下肢之间传输负荷的枢纽位置。骨盆的环形结构，上口明显大于下出口，盆壁与身体重力线成一定角度，依其诸多肌肉与韧带维持其动、静态平衡与稳定性。其关节创伤、韧带断裂、肌肉撕裂、痉挛或弱化无力直接破坏骨盆稳定性而损伤、错位。

腰部、胸背部，甚至头颈部活动、伤病均对骨盆稳定性有影响，特别是腰椎直接与骶髂相接，通过有关肌肉和韧带作用于骨盆。

下肢通过髋关节与骨盆连接，经髂腰肌、股直肌、腘绳肌、梨状肌等舒缩（包括痉挛、无力）造成髋骨、骶骨的上下移动、内外旋转骶髂关节的错位、骨盆功能紊乱。

一、防止外伤

1.**腰椎扭挫伤**：腰椎外伤非常多见。关节突关节错位，椎间盘突出、脱出，椎体滑脱等造成腰椎不稳，直接引起髋骨内外倾斜、内外旋转、上下移位和骶骨基底部左右扭转、前后旋转，造成骶髂关节紊乱、错位、半脱位。

2.**跌伤**：特别是跌坐伤，尾骶着地，骶骨诸韧带损伤、断裂，尤其骶骨后复合韧带损伤，使整个骨盆功能紊乱、骶髂关节错位、半脱位。

二、养成良好姿势

人体的直立姿势主要靠韧带和肌肉维持。不良的姿势会导致韧带松弛、肌肉疲劳弱化，进而转化痉挛，椎体动静态平衡失调。骨盆是人体中轴的枢纽，坐、卧、行走，以及工作中长时间弯腰、屈背，尤其以不对称负重更能使骨盆损伤、骶髂关节错位。

1. 站姿： 正确的站立姿势是两眼平视、下颌内收、挺胸拔背、两膝伸直、两足肩宽，整个骨盆前倾，全身重力均匀地从脊柱通过骨盆传至下肢。久立应稍息姿势，两下肢交替休息。

2. 坐姿： 正确坐姿要臀部整体着力，腰椎保持前凸（可于腰部垫一小枕），髋关节屈曲90°、膝关节屈曲135°，两足水平着地。跷二郎腿是不良习惯，因髋关节外翻引起髋骨外旋、外倾。低头、弯腰、驼背改变脊柱生理曲度，会直接殃及骨盆稳定性。

3. 卧姿： 3种卧位姿势，唯俯卧位不可取，影响呼吸和颈椎正常姿势。仰卧位和侧卧位要求枕头不能过高或过低，保持头颈正常姿势（不低头、不仰头、侧卧不倾斜）。枕头要有可塑性（即高度和形状随头颈姿势需要而改变）。床不能太软，水床和过软的弹簧床都不可取。侧卧位不必讲究左侧卧位或右侧卧位，保持脊柱生理弯曲及腰骶角不增大。

4. 步态： 走路和奔跑是周期变换的步态，是伸肌（臀大肌、臀中肌、梨状肌等）和屈肌（髂腰肌、股直肌、内收肌群、腘绳肌、阔筋膜张肌、髂胫束等）交替舒缩的周而复始的下肢运动。髋骨与骶骨同时参与其周期活动。由髋骨旋前开始，骶结节韧带松弛，骶骨沿左、右两斜轴先后左右旋前、向后反转，反复交替。同时，腰椎和胸椎同步左右旋和左右侧弯。在每个步态周期活动中，任何一个环节发生不协调运动或有伤病时，均出现髋骨、骶骨异常活动，造成骨盆功能障碍。走和跑是全身性运动，各部位活动要协调一致，方能完好地完成步态的周期运动。体育运动时要求穿运动鞋（鞋跟不超过2~3cm，勿穿高跟鞋），选择较好路况，要求每一步都脚踏实地，避免骨盆损伤。

5. 养成良好的工作姿势： 各种工作需要不同的身体姿势，养成良好的姿势习惯，既有利于工作，更能保障身体健康。

（1）伏案工作和学习：头颈放正、不低头，腰背要直，两肘伏案。案板平胸（不宜过高、过低），板面要斜坡式，桌椅相称。正确坐姿保证腰椎不易疲劳和骨盆不受伤害。

（2）站立劳动：避免长时间低头、弯腰、屈背，否则腰背肌紧张、韧带拉伸，过度疲劳，肌痉挛，腰背疼痛，骨盆功能障碍。因此，劳动中应经常变换体位，改变体姿。

（3）扛提重物：两手提拿重物要均衡，重力均匀分配在脊柱和骨盆上，避免身体倾斜。超负荷往往会拉伤肌肉和韧带，甚至关节错位、脱位，严重时造成骨折，如腰骶扭伤，骶髂关节耳状关节错位、半脱位。

（4）体育运动：各种体育活动，特别是剧烈的、大剂量的运动，事先要做好准备活动，动作要规范，姿势要正确，避免两种动作同时进行，如弯腰时勿扭转，否则很可能扭伤腰部，伤及骨盆。运动不能过量，劳逸结合，尤其老年人锻炼身体时，量力而行，任何超负荷运动对身体健康都是不利的。

（5）日常生活活动注意事项：在正常情况下，日常活动不会发生明显的身体损伤。如果刚刚治愈骨盆损伤、骶髂关节错位，一些平常的活动都可能造成骨盆再次损伤与骶髂关节错位复发。正如患者主诉中常见的几种情况：

①跷二郎腿式穿鞋、穿袜，上下轿车等髋关节外旋类活动。

②走路、跑步时下肢用力过猛或动作不协调。

③弯腰洗头、洗脸。

④如厕下蹲不利。

⑤上下自行车、摩托车。

总之，腰部、下肢活动用力不当、动作不协调、不柔和均可造成骨盆错位复发。老年人，特别是老年女性、孕妇及其产后在正常生活活动里，会更容易发生骨盆损伤、骶髂关节错位或整复后复发。

三、治疗骨盆、骶髂关节原发性疾病

骨盆及骶髂关节常见疾病包括各种炎症、劳损、先天性疾病、良恶性肿瘤等，这些疾病影响骨盆及骶髂关节的健康，发现和治愈这些原发疾病，对骨盆损伤、骶髂关节错位防治很有必要。

1. 炎症：

（1）致密性骶髂关节炎：是关节部位骨质密度增高。多发生在青年女性，单侧多见，也有双侧者，骨关节内无改变，有时（非根性）腿疼，X线表现关节间隙整齐、清晰，患侧关节骨皮质密度增高。

（2）强直性脊柱炎：几乎均首发在骶髂关节，然后沿脊柱向上发展，病变多为双侧性，青年男性多发。X线表明早期关节面骨质炎性破坏而致关节间隙增宽，晚期关节间隙模糊不清，关节融合。由于明显外伤或劳损引起局部疼痛，活动时加重，休息后减轻。X线关节滑膜增厚，脊柱竹节样改变。

（4）脊柱炎性骶髂关节炎：发病原因尚不清楚，多与肠炎有关，腰背疼痛十分剧烈。

（5）牛皮癣性骶髂关节炎：多发于青年女性，同时有牛皮癣病，X 线骶髂关节炎性改变。

（6）化脓性骶髂关节炎：多见于少儿，骶髂关节红肿热痛，局部脓肿，X 线有骨质破坏。

（7）骶髂关节结核：多有全身性中毒症状，低热、贫血、营养不良、血沉快，骨关节肿胀、疼痛，局部皮温偏高。

2. 退行性骶髂关节病：多发于中老年人，经常一侧身体伸屈、扭转体力劳作，骶髂关节急慢性劳损，患者骶髂关节经常疼痛，呈持续性钝痛，活动时加重，涉及腰骶、臀肌、下肢，骶髂部均有触痛。

3. 先天性畸形：

（1）先天性髋关节脱位：多为单侧，幼儿时期即发病。股骨头上移，腰椎侧弯，骨盆倾斜，骶髂关节错位、半脱位。

（2）骶髂融合、骶骨腰化、腰椎骶化等先天性改变，均影响骨盆和骶髂关节健康，易发生骨盆损伤。

4. 骨盆肿瘤：髂骨骨肉瘤、软骨肉瘤、纤维肉瘤、恶性淋巴瘤、转移瘤多发于骶髂关节附近，局部肿胀、包块、疼痛。X 线可见骨质破坏，上述恶性肿瘤应早期发现，早期治疗。避免误诊为骨盆损伤和骶髂关节错位。良性肿瘤应早期手术，避免误诊或影响骨盆稳定性。

第十二章　髋关节脱位、半脱位

髋骨由髂骨、坐骨和耻骨合成。髋骨居于躯干和下肢之间，有传达躯干重力与连结下肢的作用，其后面与骶尾骨共同组成骨盆，有保护盆腔内脏器官的作用。

髋臼位于髋骨外侧面中部，为半球形深窝，向前外下方，由髂骨体、坐骨体和耻骨体构成，与股骨头相关节。髋臼的中央深而粗糙的是髋臼窝，内容股骨头韧带，骨壁薄，外伤时易被股骨头穿通。窝的周围为平滑的半月形关节面——月状面。髋臼边缘呈堤状，为关节唇附着部。髋臼上 1/3 厚而坚强，是主要负重区，后 1/3 较厚，维护关节稳定。髋臼后面有坐骨神经经过，此处骨折或股骨头脱位有损伤坐骨神经的可能。髋臼下 1/3 较薄弱，易发生骨折。

坐骨与耻骨之间卵圆形大孔，被筋膜覆盖，为闭孔，孔内有动、静脉和闭孔神经通过，股骨头前脱位可移至闭孔处，压迫闭孔神经。

第一节　臀上皮神经损伤

臀上皮神经损伤是下腰痛常见的病因之一，腰部急慢性损伤累及臀上皮神经，引起腰腿痛。

一、解剖与发病机制

臀上皮神经是第12胸椎至第3腰椎脊神经的外侧支。穿过腰背筋膜进入浅层，越过髂嵴至臀部，行走于皮下脂肪之中。分3支，以中支为最长，可越过臀沟达大腿后侧，该支最易受到伤害（图12-1-1）。

弯腰或久坐、背部皮肤紧张、臀上皮神经受到牵拉和挤压，都可引起臀上皮神经损伤。消瘦者脂肪较少，臀上皮神经缺乏脂肪保护，更易受到挤压和牵扯。另外，系腰带、躯干扭转，该神经均可受伤。

胸腰椎伤病引发有关神经受累，可出现臀上皮神经损伤，臀部药物注射也会伤及臀上皮神经分支。

二、临床表现与诊断

多数急性发作，有腰部扭伤史和近期臀肌注射史。自述腰痛无力，站立、行走难以支持，弯腰受限，起坐困难，改变体位和姿势均可引起剧烈腰痛，咳嗽可放射至股部。

慢性病腰部酸痛无力，可有跛行，久卧、久坐腰痛加重。

腰肌紧张，神经走行区可触及条索样结节，有压痛。腰椎屈伸明显受限，脊旁无压痛，直腿抬高试验可阳性，加强试验阴性。

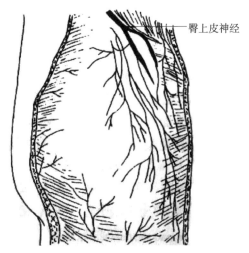

臀上皮神经

图 12-1-1　臀上皮神经

三、影像学检查

X线片可见腰椎平直，余无改变。

四、鉴别诊断

1. 腰椎间盘脱出症：均有腰扭伤史，腰痛向腿部放射。不同的是，腰椎间盘脱在相应腰椎旁压痛、扣压痛放射腿外侧，跷踇试验阳性，直腿抬高阳性，加强试验阳性。CT、MR 可见腰椎间盘突（脱）出。

2. 腰椎滑膜嵌顿症：均有腰部扭伤史，腰痛剧烈，腰肌板样硬。不同的是，嵌顿症腰椎旁明显压痛，不放散，腰椎侧弯，不能后伸，直腿抬高试验阴性。X线片示腰椎反弓。

五、治疗方法

（1）卧床休息。

（2）物理治疗：超短波、TDP、蜡疗等。

（3）封闭疗法：以痛点或髂嵴为主要注射点，1% 奴夫卡因 5~10mL 或 1% 利多卡因 3~5mL 加醋酸曲安奈德注射液 0.1~0.3mL（1~3mg），每 5 日 1 次，3 次为 1 个疗程。

第二节　髋关节后脱位

髋关节由股骨头与髋臼构成，是典型的杵臼关节。髋关节构造既坚固又灵活，既有负荷躯干重量并传导至下肢，又有相当范围的活动，处于全身中段，负担因杠杆作用而产生的强大重力。髋关节的髋臼周边有软骨性髋臼唇，使之加深超过半球，股骨头呈球状，二者相当匹配。股骨头凹有股骨头韧带与髋臼相连，增加其稳定性。股骨颈常与股骨干成一定角度，具有力学意义，增加髋关节的活动范围。周围有强大而紧张的韧带保护和丰厚的肌肉覆盖，如此解剖特点，髋关节远比肩关节稳定，脱位概率较小。

髋关节囊厚而坚硬，其纤维层前部较厚，后下部及内下部较薄弱，又无坚韧的韧带及肌肉加强，形成薄弱点，在暴力作用下，股骨头可从此处脱出。

一、病因与发病机制

髋关节后脱位多因间接暴力所致。当髋关节处于屈曲、内收、内旋位时，股骨颈前面紧抵髋臼前缘成为杠杆支点，暴力从膝前方撞击，股骨头从关节囊薄弱的后方脱出髋臼，发生后脱位。髋关节后脱位发生时，由于髋关节屈曲的角度不同，股骨头脱出的位置亦有所不同。髋关节屈曲小于 90° 时，股骨头的位置多位于髋臼后上方的髂骨部，形成后上方脱位；当髋关节屈曲 90° 时，股骨头多停留在髋臼后方，称后方脱位；当髋关节屈曲大于 90° 时，股骨头脱向髋臼后下方，停留在坐骨结节部，称髋关节后下方脱位。

股骨头脱出关节囊，造成股骨头圆韧带断裂，关节囊后壁撕裂，关节后方的血管及神经损伤。由于前面髂股韧带和关节囊的完整，具有强大拉力使患髋屈曲、内收、内旋。髋关节后脱位在髋关节脱位中最为多见（图 12-2-1）。

二、临床表现与诊断

髋关节后脱位有明显暴力外伤史，伤后髋部出现疼痛、肿胀、畸形、功能障碍。表现为患侧下肢屈曲、内收、内旋、短缩畸形。膝部靠近健侧大腿下 1/3 处，呈粘膝征阳性。大粗隆向后上移位，在髂前上棘与坐骨结节连线之上的臀部可触及隆起的球形股骨头。髋关节主动活动丧失，被动活动时，出现疼痛加重和弹性固定。若髂股韧带断裂，则肢体短缩。

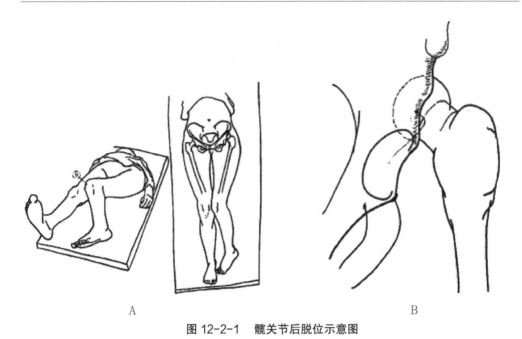

A B

图 12-2-1　髋关节后脱位示意图

若合并坐骨神经损伤，则以腓总神经损伤为主，表现为足下垂、足背伸无力、小腿外侧及足背外侧感觉障碍。若合并股骨干骨折，则大腿明显肿胀、疼痛、异常活动和骨擦音，并有成角、短缩畸形。

三、影像学检查

X 线：骨盆正位片与髋关节轴位片显示有无脱位和脱位类型以及股骨头、股骨颈有无骨折，并显示股骨头呈内收、内旋位，置于髋臼后外方，小粗隆变小，股骨颈变短，申通线（股骨颈内侧缘与闭孔上缘连成的弧线）中断。

CT：检查更能显示髋关节脱位类型及股骨头、颈及髋损伤情况。

MRI：对观察髋关节周围组织损伤、髋臼盂唇撕裂、关节腔出血情况比 CT 更清楚；晚期可识别股骨头有无缺血性坏死。

四、并发症

1. 早期并发症：

（1）髋臼缘骨折：因股骨头脱位撞击，髋臼边缘小片骨折，可随复位整复；骨折片较大可能影响关节的稳定，或嵌入关节腔。

（2）合并其他骨折：脱位时股骨头、股骨颈并发骨折，影响股骨头血运，易发生股骨头缺血性坏死。暴力强大时引起股骨干上1/3骨折,复位同时一并处理。

（3）神经损伤：坐骨神经损伤,胫前肌无力,小腿前侧及足背外侧皮肤感觉障碍。

2. 晚期并发症：

（1）股骨头缺血坏死：由于脱位时,股骨头韧带断裂、股骨颈骨折,使股骨头供血中断而发生缺血性坏死。

（2）创伤性关节炎：由于脱位时关节内骨折复位不良,骨折片损伤

关节面软骨而致创伤性关节炎；股骨头缺血性坏死后也继发创伤性关节炎。

（3）关节钙化：关节内外出血,血肿纤维化、机化、钙化,影响复位和髋关节功能。

五、髋关节脱位治疗

1. 治疗原则：

（1）早期复位：新鲜髋关节脱位,不超过24 h,应以手法闭合复位为主。

（2）合并股骨干骨折,先整复脱位,再复位骨折。

（3）对难以复位的脱位,或合并髋臼、股骨头、股骨颈骨折者,应早期手术复位内固定。

（4）复位应在全麻或腰麻、硬膜外麻醉下进行,减轻患者疼痛,松弛肌紧张,便于复位。

2. 手法复位：

（1）屈髋拔伸复位法：患者仰卧于平板上,助手双手按压患者双侧髂前上棘,固定骨盆。医生面对患者,将患侧下肢屈髋、屈膝90°,小腿骑于胯下,以前臂和肘托提患:腘窝,先在内收、内旋位,顺势拔伸,然后垂直向上拔伸牵拉,使股骨头接近关节囊破口处,略旋转患肢,促使股骨头滑入髋臼,当听到入臼声时,伸直患肢,即复位成功（图12-2-2A-D）。

（2）回旋复位法：患者仰卧位,助手双手按压在髂前上棘,固定骨盆,医生一手握患侧踝关节,以另一肘部托腘窝,在向上牵引的基础上,将大腿内收、内旋,再屈曲髋关节,使膝贴近腹部,然后将患肢外展、外旋、伸直。当听到股骨头入髋臼声时,即复位。此法利用杠杆力,以髂股韧带为支点,将股骨头送回髋臼。动作轻柔而顺势,用力而不粗暴, 防止次生性损伤,特别预防股骨颈骨折（图12-2-3）。

（3）拔伸足蹬复位法：患者仰卧位，医生两手握住患侧踝关节，用同侧足外缘蹬于坐骨结节及腹股沟内侧，手拉足蹬协同用力对抗，两手略旋转患肢，直达复位（图12-2-4）。

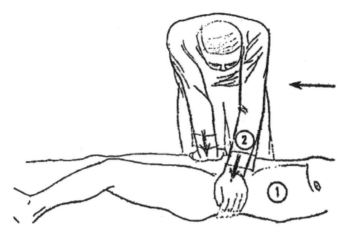

图 12-2-2A　髋关节后脱位屈髋拔伸复位法

①患者仰卧于平板上。②助手双手压在髂前上棘，固定骨盆

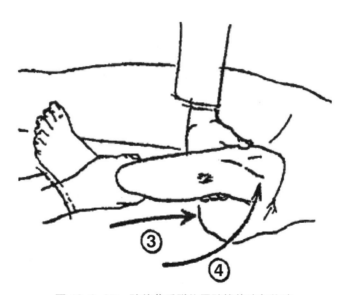

图 12-2-2B　髋关节后脱位屈髋拔伸法复位法

③医生握患肢屈膝屈髋 90°。　④下肢内收内旋

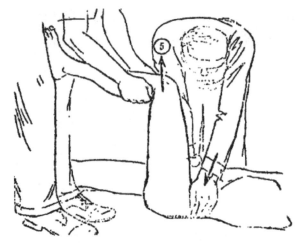

图 12-2-2C 髋关节后脱位屈髋拔伸复位法

⑤向上持续牵引，将股骨头提入髋臼

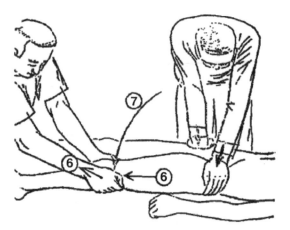

图 12-2-2D 髋关节后脱位屈髋拔伸复位法

⑥维持下肢牵引。⑦放平大腿，呈伸直位

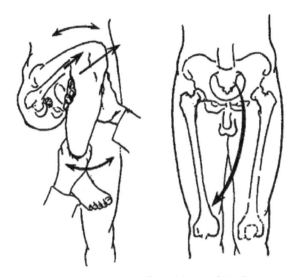

图 12-2-3 髋关节后脱位回旋复位法

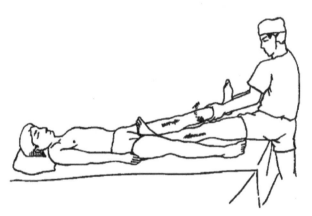

图 12-2-4 髋关节后脱位拔伸足蹬复位法

（4）俯卧下垂复位法：患者俯卧在床沿上，双下肢置于床外。一助手将健肢保持伸直位，患肢下垂屈膝 90°，以其重量向下牵引，另一助手固定骨盆。医生一手握踝关节上方，另一手提小腿屈膝加重物于腘窝，增加牵引力，并轻转大腿，使股骨头滑入髋臼而复位（图 12-2-5）。

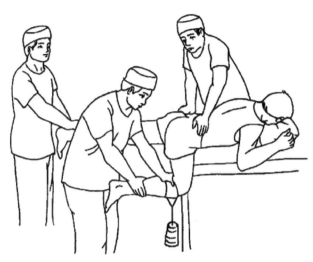

图 12-2-5　髋关节后脱位俯卧下垂法复位

3. 固定方法：后脱位复位后，下肢伸直、外展 30° 位持续皮牵引 3 ~ 4 周。如合并髋臼缘骨折，牵引延长到 6 周。

4. 手术复位适应证：

（1）手法复位失败者。

（2）合并骨折：

①后脱位有大块髋臼缘骨折，影响关节稳定性，妨碍手法复位者。

②合并股骨头、股骨颈骨折。

（3）合并神经损伤：坐骨神经受挤压或损伤，复位后不能解除压迫，应手术探查。

（4）陈旧性脱位：超过 6 个月以上，不应再复位，应考虑截骨术或人工股骨头置换术。

5. 康复锻炼：

（1）在整复后牵引中，即可进行股四头肌舒缩及踝关节屈伸练习。

（2）牵引解除后，床上做髋关节、膝关节屈伸运动及髋关节内收、外展、内旋、外旋锻炼。逐步扶拐不负重步行锻炼。

（3）3 个月后，如股骨头无坏死，方可下蹲、行走等锻炼。

第三节　髋关节前脱位

一、病因与发病机制

当髋关节因暴力极度外展、外旋时，大粗隆顶部抵住髋臼上缘成为支点，股骨头受到杠杆作用被顶出髋臼，突破关节囊前下方，形成前脱位。若股骨头停留在髋臼前沿，称前方脱位；脱位后若股骨头停留在耻骨支水平，称耻骨型脱位，可致股动脉、股静脉受压而出现下肢循环障碍；若股骨头停留在闭孔处，称闭孔脱位。后者比较多见，可压迫闭孔神经而出现股内侧区域性麻痹（图 12-3-1）。

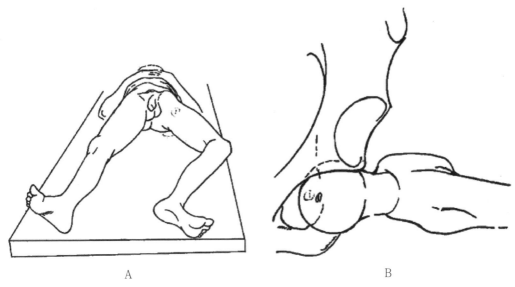

图 12-3-1　髋关节前脱位示意图

A.髋关节前脱位畸形体位。B.髋关节前脱位

二、临床表现与诊断

患侧下肢呈外展、外旋和轻度屈曲的典型畸形，较健肢延长。耻骨型脱位可在腹股沟触及球形隆起的股骨头，若压迫股动、静脉出现下肢血循环障碍，表现为股部苍白、青紫、发凉、足背动脉及胫后动脉波动减弱或消失。若股神经受压，则股四头肌无力，大腿前侧皮肤感觉迟钝、麻木。闭孔型脱位，在闭孔附近可及

股骨头，下肢过度外展、外旋，若压迫闭孔神经，出现大腿内侧肌肉运动障碍和皮肤感觉异常。X线片可见股骨头在髋臼前方、闭孔内或耻骨上肢附近，股骨外展、外旋，小粗隆完全显露。

三、手法复位

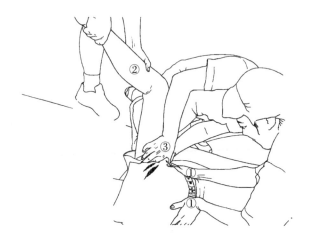

图 12-3-2 髋关节前脱位屈髋拔伸复位法

①一助手双手按压髂前上棘固定骨盆。②另一助手牵小腿，屈膝 90°髋外展、外旋，向上拔伸直至屈髋 90°。③医生抱住患者大腿根，向外、向后推股骨头入臼

1. 屈髋拔伸复位法： 患者仰卧平板上，一助手双手按压髂前上棘，固定骨盆，另一助手牵小腿，然后将患肢逐渐屈膝 90°，并在髋关节外展、外旋位渐渐向上拔伸直至屈髋 90°，同时医生双手环抱患者大腿根部，向后外方按压，使股骨头回纳髋臼内（图 12-3-2）。

2. 侧牵复位法： 患者仰卧位，一助手双手按压髂前上棘，固定骨盆，另一助手在大腿根部套一布带，向上方牵拉，医生持膝、踝连续屈伸髋部，同时逐渐内收、内旋，当感到腿部突然弹动，并听到复位响声，畸形消失，为复位成功（图 12-3-3）。

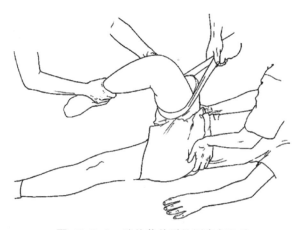

图 12-3-3 髋关节前脱位侧牵复位法

3. **反回旋复位法**：此法即与后脱位回旋法相反。患者仰卧位，助手以双手按压髂前上棘，固定骨盆，医生立于患侧，一手握踝部，另一手肘托提患者腘窝，在向上牵拉基础上，将大腿外展、外旋，再使髋关节极度屈曲，然后使患肢内收、内旋、伸直。听到股骨头回入髋臼声，即已复位（图12-3-4）。

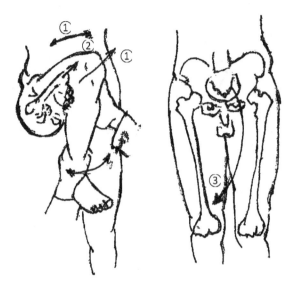

图 12-3-4　髋关节前脱位反回旋复位法

①在持续牵引下大腿外展、外旋。②然后再使屈曲大腿接近腹部再内收、内旋，股骨头进入髋臼。③放大腿呈伸直位

四、术后固定

复位后，将下肢置于内收、内旋、伸直位，皮牵引4周。

第四节　髋关节中心型脱位

一、病因与发病机制

暴力从外侧作用大粗隆外侧时（如车祸），可传递到股骨头而冲击髋臼底部，引起臼底骨折，当暴力继续作用时，股骨头连同髋臼的骨折片一同进入骨盆腔，形成中心型脱位；或暴力（如高处坠落足跟着地）在髋关节轻度外展位，沿股骨纵轴传递到股骨头，冲击髋臼底骨折，股骨头突入盆腔。严重的脱位，股骨头整

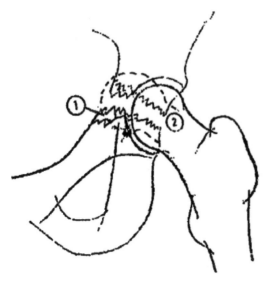

图 12-4-1　髋关节中心型脱位示意图

①髋臼底骨折。②股骨头可在髋臼内或进入盆腔

个从髋臼底骨折处穿入骨盆腔，因股骨颈被骨折片嵌夹，髋关节疼痛明显（图 12-4-1）。

二、临床表现与诊断

一般肿胀不明显，脱位严重者，肢体短缩，阔筋膜张肌和髂胫束松弛，大粗隆摸不清，轴心叩痛。若骨盆骨折时，挤压分离试验阳性，若盆腔血肿，下腹部疼痛，指肛检查伤侧触痛。

三、手法复位

1. 拔伸扳拉复位法：适用于脱位轻微病例。患者仰卧，一助手握患踝，足中立位，髋外展 30°，与托住腋下的另一助手行反牵引。医生立于患侧，一手向外牵套在大腿根的布带，另一手推骨盆向健侧，将内脱之股骨头拉出，当摸到大粗隆，与健侧对比，两侧对称时，即复位完成（图 12-4-2）。

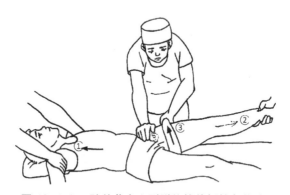

图 12-4-2　髋关节中心型脱位拔伸扳拉复位法

①一助手拉双腋下。②另一助手握踝部与之反牵引。③医生一手向外拉套在大腿根部的布带，另一手推骨盆向健侧

2. 牵引复位法：适用于股骨头突入骨盆腔较多者。患者仰卧位，行股骨髁上骨牵引，重量 8~12kg，逐步复位。若复位不成功，另做大粗隆骨牵引（大粗隆前侧垂直向后钻入克氏针，连接牵引弓）5~7kg。向下向外两个牵引合力，应与股骨

颈纵轴方向一致，便将股骨头拉出骨盆，同时髋臼底骨折不同程度复位。解除侧方牵引，股骨髁上牵引继续 8~10 周（12-4-3）。

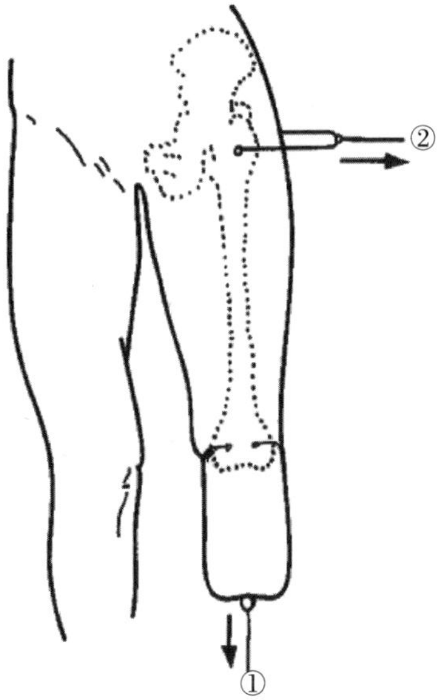

四、术后固定

复位后，行中立位皮牵引或骨牵引 8~10 周，待髋臼底骨折愈合后，方可解除牵引。

第五节　髋关节半脱位

一、病因与发病机制

髋关节半脱位是髋关节软组织损伤造成骨盆倾斜，股骨头在髋臼内的位置变异，

图 12-4-3　髋关节中心型脱位牵引复位法
①股骨上髁骨牵引。②大粗隆骨牵引

导致髋关节功能障碍。多因髋关节突然过度屈伸和收展，致使关节周围肌肉、韧带、关节囊撕裂，肌肉保护性痉挛，骨盆倾斜，股骨头在髋臼内位置不正，下肢假性延长或短缩，久而久之，腰椎代偿性侧弯。此病儿童比成人更多见。

二、临床表现与诊断

（1）多有轻度髋关节过度活动而损伤的病史。

（2）髋关节疼痛，时有肿胀，屈伸活动受限，并有疼痛加重和跛行。

（3）骨盆倾斜，因而下肢假性延长或短缩。

（4）腹股沟及大粗隆后侧压痛，疼痛可向大腿放散。

（5）若髋关节周围出现严重肿胀、发热、剧痛、周身恶寒、发烧，应排除髋关节急性化脓性关节炎。

（6）髋关节功能进行性障碍，应排除股骨头缺血性坏死。

（7）如低热、血沉加快等，应考虑髋关节结核。

（8）X 线片可见骨盆倾斜，余无异常所见。

三、手法复位（以右髋为例）

1. 患肢假性延长型：患者仰卧位，一助手双手按压髂前上棘，固定骨盆，医生

以左手掌根从正侧方向推挤股骨大粗隆,右手握患膝在屈曲90°位做持续拔伸,由外而近,由内而远,反复旋转患肢,再屈伸髋关节几次,即可复位(图12-5-1)。

　　2.**患肢假性短缩型**:方法同延长型,仅旋转患肢方向相反,由内而近,由外而远进行(图12-5-2)。

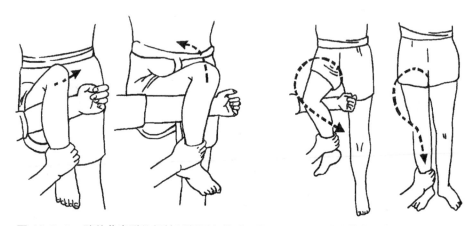

图 12-5-1　髋关节半脱位假性延长型复位法　图 12-5-2　髋关节半脱位假性短缩型复位法

术后卧床休息1周后下床活动。附:髋关节脱位复位讨论

　　(1)髋关节周围有丰富肌肉、肌腱包绕,当髋关节脱位时肌肉收缩、痉挛,使股骨头向上移位。关节复位首要将股骨头拉下到髋臼水平,这便是牵引的作用。牵引时一定要顺势,勿过早旋转和外展,以防股骨骨折和软组织损伤。

　　(2)复位时内、外旋和内收、外展要在股骨头已近髋臼时,勿操之过急,动作轻柔,防止损伤。

　　(3)复位后要伸屈髋关节几次,理顺关节囊、韧带,使股骨头与髋臼更加吻合。

第六节　坐骨结节滑囊炎

　　坐骨结节滑囊位于坐骨结节表面与臀大肌之间,滑囊为结缔组织,囊内壁为滑膜组织,分泌少量积液。坐骨结节滑囊炎属于常见病。

一、解剖与发病机制

　　坐骨结节滑囊又称坐骨臀肌滑囊,其实是臀大肌腱的滑囊,有减少臀大肌与坐骨结节之间摩擦的作用,并能间接帮助髋关节活动。长时间或长期从事坐姿的工作者，尤其是老年和体弱者，压迫与摩擦使囊壁增厚，纤维化，滑膜发炎，分泌滑液过多而发病。

二、临床表现与诊断

一般均有长时间坐位工作史，多见老年体弱者，坐硬座时臀部疼痛明显。立位疼痛减轻或消失，坐骨结节处压痛，可触及囊性肿物有波动感。穿刺可抽出血性液体，注意与骶髂关节和髋关节疾病鉴别。

三、治疗方法

封闭疗法：1%奴夫卡因3mL或1%利多卡因2~3mL加醋酸曲安奈德注射液0.1mL(1.0mg)，每5日1次，2~3次治愈。

第十三章　膝部关节脱位、半脱位、错位

膝关节由股骨远端关节面、胫骨近端关节面及髌骨的关节面构成。其借助关节囊、内外侧副韧带、前后交叉韧带、内外侧半月板等相连，周围有诸多坚强韧带和肌肉、肌腱加固，保持其稳定性和限定一定范围的运动。膝关节是全身最为复杂的较大关节，主要功能是负重和伸屈运动，属屈戍关节。屈曲位时有轻度内、外旋运动。

第一节　膝关节病

膝关节疼痛非常多见，多数人或轻或重都有过体验。如果把膝关节痛简单化，一味认为风湿关节炎、老寒腿、骨质增生（进行性关节炎）等，很难治好膝关节病。

膝关节是全身关节中结构最复杂、负重和运动量最大的关节。其位于股与胫两最长骨之间，受最长力臂和重力作用，发生创伤和劳损概率居所有关节之冠。

一、骨性结构

股骨远端内外髁与半月板上面，胫骨近端内外髁半月板下面构成关节，以及股骨的髌面与髌骨的关节面之间构成的关节。各关节面均覆盖一层软骨（图 13-1-1）。

二、静力稳定装置

韧带和膝关节囊为关节静力稳定装置。

膝关节囊由外纤维层和内层滑膜构成，囊壁薄而坚韧，构造复杂，大部分被韧带、肌腱和肌肉加强。

膝关节有诸多韧带。前侧髌韧带肥厚而坚韧，由股四头肌腱延伸，包挟髌骨向下直至胫骨结节及胫骨前缘上部，髌骨两侧有内外侧支持带，膝关节侧方有胫侧副韧带和腓侧副韧带，后侧有腘斜韧带，后外侧弓状韧带和后斜韧带（图 13-1-2、图 13-1-3）。膝关节囊内，连结股骨与胫骨前交叉韧带和后交叉韧带，连结两半月板前角膝横韧带以及板股后韧带和板股前韧带（图 13-1-4）。

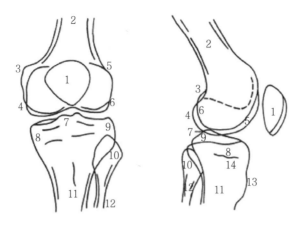

图 13-1-1　膝关节正侧位骨大体结构示意图

1.髌骨。2.股骨。3.内上髁。4.内侧髁（股骨）。5.外上髁。6.外侧髁（股骨）。7.髁
间隆起 。8.内侧髁（胫骨）。9.外侧髁（胫骨）。10.腓骨头。11.胫骨干。12.腓骨干。
13.胫骨粗隆。14.胫骨骺线

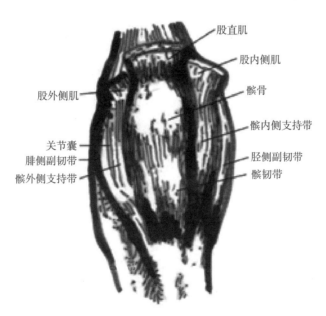

图 13-1-2　髌韧带正面观示意图

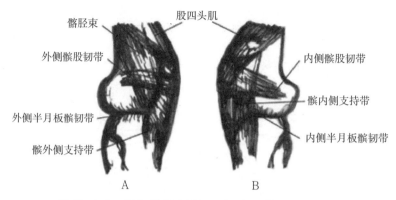

髂胫束 股四头肌
外侧髌股韧带 内侧髌股韧带
髌内侧支持带
外侧半月板髌韧带 内侧半月板髌韧带
髌外侧支持带

A B

图 13-1-3　髌韧带的外侧面观（A）和内侧面观（B）

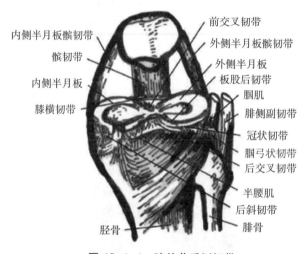

内侧半月板髌韧带 前交叉韧带
髌韧带 外侧半月板髌韧带
外侧半月板
内侧半月板 板股后韧带
腘肌
膝横韧带 腓侧副韧带
冠状韧带
腘弓状韧带
后交叉韧带
半腰肌
后斜韧带
胫骨 腓骨

图 13-1-4　膝关节后侧韧带

三、膝关节动力装置

膝关节为屈戍关节，主要为伸屈运动。当屈膝 90° 时，小腿可内旋约 30°，外旋约 40°。

1. 屈肌：主要为后肌群，包括股二头肌、半膜肌、半腱肌、辅助肌有股薄肌、缝匠肌、腓肠肌和腘肌。

2. 伸肌：主要为股四头肌（即股直肌、股中间肌、股外侧肌和股内侧肌），股四头肌与股后肌群共同稳定膝关节。

3. 内外旋机：内旋肌有缝匠肌、股薄肌、半膜肌、半腱肌、腘肌和腓肠肌内侧头；外旋肌有股二头肌、阔筋膜张肌和腓肠肌外侧头。

另外，膝关节周围有多个滑液囊，位于肌腱下方，对肌腱运动有缓冲作用。前面有髌上囊、髌前筋膜下囊、髌下皮下囊和髌下深囊。外侧有股二头肌下囊、髌下皮下囊和髌下深囊。后面有股二头肌下囊、腓肠肌外侧头腱下囊、腘肌下隐窝、腓侧副韧带与腘肌腱间囊。内侧有鹅足囊、半膜肌囊、腓肠肌内侧头腱下囊、胫侧副韧带深面囊等（图 13-1-5）。

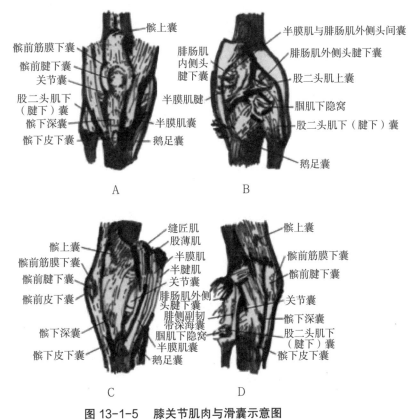

图 13-1-5　膝关节肌肉与滑囊示意图

A. 前面观。B. 后面观。C. 内侧面观。D. 外侧面观

四、常见的膝关节损伤

膝关节损伤以肌腱、韧带最为多见。四头肌中以股内肌腱损伤为最多，几乎占膝痛的半数，其次为半月板损伤，内侧半月板损伤明显多于外侧，副韧带损伤占第三位，内侧副韧带损伤是腓侧的 2~3 倍。据笔者统计 1469 例膝痛者，无论

半月板损伤，还是肌腱、韧带损伤均为内侧显著多于外侧。

胫骨平台中间有两个凸出的平台嵴，其为半月板附着处，为正常的骨性结节。竟有的影像报告称其为骨质增生，甚至按骨质增生治疗。

五、常见膝痛治疗

对于膝痛笔者主要以痛点注射方法治疗。包括半月板损伤，一般3次左右治愈。创伤性滑膜炎多为急性损伤，特别多见于半月板损伤时引发。1~2次关节腔注射，积液基本消失或完全治愈。肌腱损伤、韧带拉伤、滑囊炎疗效极佳。

注射治疗膝痛有几点体会：

（1）以手诊查清痛点。因为肌腱、韧带、滑膜囊的疼痛，定位模糊，患者不能准确指出痛点，注射点一定准确无误，方能保证疗效，故手诊确定痛点是治疗的保证。

（2）用药量宜小不宜大。每点局麻药3mL，醋酸曲安奈德注射液0.1~0.2mL（1~2mg），应用其他激素类药物亦应小剂量，避免药物副作用。笔者注射数万例没有发生不良反应者。

（3）膝关节是承重关节，又是活动量很大的关节，在治愈之前一定限制膝关节运动量，必要时卧床制动，保障膝关节休息，是治愈的必要条件。

（4）有时注射后，关节疼痛加重，但24h后消失。经多年摸索，其原因多发生在半月板损伤的病例，注射时针头刺伤相关骨膜而致。因此在治疗半月板损伤时，找准关节间隙，直刺到半月板边缘，不会发生疼痛反应。

（5）近40年来已注射治疗半月板损伤万余例，疗效十分满意。一定限制运动，特别不能上下楼梯、爬山等，少走路少站立，置膝关节屈曲135°位休息。

（6）已经形成骨关节炎者，半月板损伤严重，存在关节鼠、韧带和肌腱严重断裂，建议手术治疗。

第二节　膝关节脱位

一、病因与发病机制

膝关节因其结构复杂，关节囊周围有坚强韧带维持，关节面接触较宽，因此一般外力很难使其脱位，只有强大的暴力打击，使周围软组织遭到严重破坏，稳定性丧失，方能导致脱位。一旦发生脱位，便有广泛软组织损伤且合并骨折及动静脉、神经损伤，后果严重。

膝关节脱位由强大的直接暴力和间接暴力引起，以直接暴力为多，如高处跌落、车祸、塌方等直接暴力撞击股骨下端或胫骨上端所致。因暴力作用方向不同，产生不同类型脱位。

二、脱位类型

1. **前脱位**：当膝关节屈曲时暴力由前方作用于股骨下端，或从后方作用于胫骨上端，均使胫骨向前脱出。

2. **后脱位**：当屈膝时由前方作用胫骨上端，使其向后脱出。此种类型脱位少见，但损伤极其严重。合并交叉韧带、内侧副韧带、内侧关节囊严重的撕裂，并可发生肌腱断裂和髌骨撕脱骨折，同时也常有动、静脉及腓总神经损伤。

3. **外侧脱位**：外侧直接暴力或膝外翻应力作用股骨下端，使胫骨向外侧移位。

4. **内侧脱位**：强大暴力由外侧作用于胫骨上端，使胫骨向内侧脱出。

5. **旋转脱位**：为旋转暴力所致，多在膝关节微屈，小腿固定，股骨发生旋转，迫使膝关节承受扭转应力而发生旋转脱位。可因位置不同分为前内、前外、后内、后外4种类型脱位，以后外脱位居多（图13-2-1~图13-2-3）。

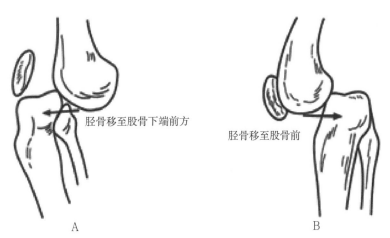

胫骨移至股骨下端前方

胫骨移至股骨前

A

B

图 13-2-1　膝关节前脱位（A），膝关节后脱位（B）

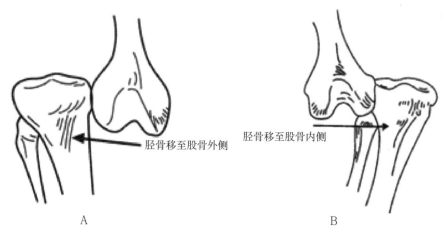

图 13-2-2　膝关节外脱位（A），膝关节内脱位（B）

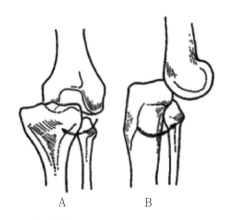

图 13-2-3　膝关节内旋前脱位（A），膝关节外旋后脱位（B）

三、临床表现与诊断

（1）有严重外伤史，膝关节剧烈疼痛、肿胀、局部青紫、瘀斑，压痛明显，关节活动受限、功能障碍。完全脱位畸形明显；不完全脱位畸形不明显，可自行复位。

（2）前后脱位：膝关节矢状径增大，在前或后可触及胫骨上端，在后或前可触及股骨下端；侧方脱位横径增宽，内侧或外侧可摸到胫骨平台上缘。

（3）前后交叉韧带撕裂，抽屉试验阳性。侧副韧带撕裂，侧向分离试验阳性。早期因韧带损伤、肌肉痉挛、关节肿胀，试验难以操作，结果不准确。如可疑血管损伤，上述试验视为禁忌，待病情稳定数日后再查。

（4）血管损伤：主要体征是足背动脉、胫后动脉搏动消失，足部温度降低，小腿与足趾皮肤苍白，感觉减退，腘窝进行性肿胀。即使足背动脉有搏动，足部尚温，若足趾感觉消失也明确是缺血征象；另外膝以下小腿尚温，动脉搏动持续消失，亦有动脉损伤的可能。

（5）腓总神经损伤时，胫前肌麻痹，踝关节、足趾背伸无力，足下垂，小腿、足背前外侧皮肤感觉减弱或消失。

（6）影像学改变：X线片显示可明确脱位类型及有无骨折。CT对股骨髁、胫骨髁、髁间嵴平台骨折显示更为清楚。MRI对韧带、关节囊、半月板损伤诊断有更大帮助。

还可进行血管超声多普勒检查，必要时可行血管造影，避免动脉损伤遗漏。肌电图可了解神经肌肉的功能状况，判断其病理形态改变，对神经损伤有重要价值。

四、手法复位

膝关节脱位一旦确诊，应在充分麻醉下尽早手法复位。若合并血管、神经损伤及骨折等，根据病情需要决定是否手术探查。

1. **前脱位**：患者取仰卧位，一助手以双手握住患侧大腿，另一助手握住患侧踝及小腿，在膝关节半屈曲位，对抗牵引，医生以一手把持大腿下段后侧向前提拖，另一手置于小腿上段由前向后挤压，如有复位声，畸形消失，即表示已复位（图13-2-4）。

复位后将膝关节轻柔屈伸数次，检查关节间是否吻合，同时理顺关节间的关节囊、韧带和半月板。检查足背动脉和胫后动脉搏动及小腿与足的感觉是否正常。

2. **后脱位**：在两助手充分牵引下，医生以一手提托小腿上端后方向前压，另一手按大腿下段前面向后压，同时用力即可复位。

3. **内脱位**：医生以一手置于大腿下段外侧，另一手置于小腿上端内侧，在充分牵引下，推挤股骨下端向内，同时推挤胫骨上端向外，两手用力使膝关节呈外翻位，即可复位（图13-2-5）。

4. **外脱位**：医生以一手置于股骨下段内侧，另一手置于胫骨上段外侧，使股骨下端向外，胫骨上端向内，使膝关节呈内翻位，即可复位。

5. **旋转脱位**：在助手充分牵引下使关节内保持足够间隙的情况下，医生双手抱小腿上段，向脱位相反方向旋转而复位。当足尖、髌骨、髂前 上棘在一条直线上时，说明已复位（图 13-2-6）。

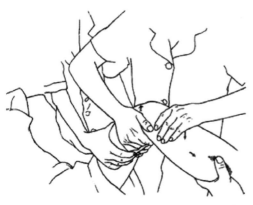

图 13-2-4　膝关节前脱位复位法

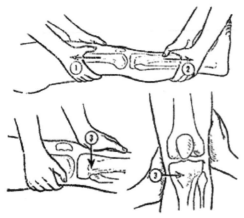

图 13-2-5　膝关节内脱位复位法

①、②对抗牵引拉开膝关节。③医生一手由内向外推胫骨上端向外，另一手推股骨下端向内

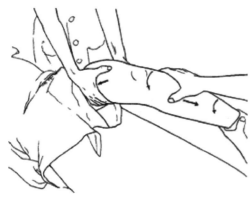

图 13-2-6　膝关节后外旋转复位法

五、术后固定

确定已复位又无血管、神经等损伤后，在无菌操作下，抽出关节腔内的积血，然后包扎，用长腿直角板或石膏托将膝关节屈曲 15°~20° 中立位固定 6~8 周，固定前在腓骨头及骨突处加置棉垫。内脱位在大腿下端外侧，小腿上端内侧加压力垫；外脱位时加垫置于大腿下端内侧，小腿上端外侧。

禁忌伸直位固定，以防加重血管、神经损伤。固定期间患肢适当抬高，以利消肿，并观察肢体肿胀情况，调解外固定松紧和位置。注意观察肢体末梢血运和感觉，发现异常，及时处理。

六、手术适应证

（1）伴有严重血管、神经损伤，应早期探查。

（2）合并交叉韧带、半月板断裂需手术修补。

（3）关节内骨折，常造成关节面不平整，应手术复位。

（4）关节囊、韧带断裂嵌夹于关节间隙，或因股骨髁套锁于撕裂的关节囊裂孔而妨碍复位者，应手术复位。

七、功能锻炼

（1）固定后即开始股四头肌舒缩及踝、趾关节屈伸活动。

（2）3周后开始膝关节主动屈伸活动。

（3）解除固定后，首先床上做膝关节屈伸运动，待股四头肌肌力恢复，膝关节屈伸活动稳定后，方可逐渐负重行走。

第三节　髌骨脱位

髌骨是人体最大的籽骨，略呈扁平三角形，底朝上，尖朝下，覆盖股骨与胫骨两骨端构成膝关节的前面。髌骨上缘与股四头肌腱相连，下缘通过髌韧带与胫骨相连，两侧为止于胫骨髁的股四头肌扩张部包绕，位于股四头肌肌腱之中。后面为两斜形关节面，中央呈纵行隆起的嵴，与股骨下端凹形滑车关节面相对应，阻止其向两侧滑动。股四头肌中股直肌、股中间肌及股外侧肌的作用力是向外上方，与髌韧带不在一条直线上，但因股内侧肌止于髌骨内侧缘，其下部纤维呈横向，强而有力防止髌骨向外滑动。

一、病因与发病机制

由于髌骨在解剖和生理上的不稳定性，若出现解剖、生理缺欠，如股内收肌薄弱、股骨外髁发育不良、股四头肌松弛、滑车凹部变浅、髌骨关节面扁平等。一旦受外力作用，很容易滑出股骨滑车，而形成外脱位，应属习惯性脱位。当膝外翻、外旋，外力作用于髌骨内缘时，膝内侧关节囊撕裂，髌骨完全脱到股骨外髁之外。伤后伸直膝关节可自行复位，或手法推拿复位（图13-3-1）。

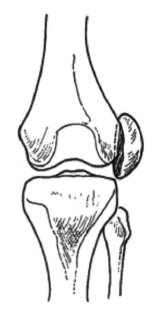

图 13-3-1　髌骨外脱位示意图

当外力作用髌骨外侧时，也可发生髌骨内侧脱位，很少见；当股四头肌腱撕裂，髌骨向下脱位；当髌韧带撕裂时，髌骨向上移位，称上脱位。后几种均称创伤性脱位。

髌骨外伤性脱位常发生并发症，如外脱位时，股骨外髁被撞击，造成股骨外髁骨折、髌骨内缘被股四头肌扩张部撕裂而骨折、股四头肌内侧扩张部撕裂、股四头肌腱断裂、髌韧带断裂等。

二、临床表现与诊断

1. **习惯性脱位**：当膝关节屈曲时，髌骨即越过股骨外髁向外脱出，伸直时又复位。行走腿无力，跑步常跌倒。脱位髌骨停留在股骨外髁前外侧，膝关节前方塌陷或低平，股骨外髁外侧可见隆起的髌骨畸形。局部压痛、肿胀、关节腔积液。

2. **创伤性脱位**：受伤后膝部疼痛、肿胀，呈半屈曲位，不能伸直。膝关节平坦，髌骨向外、向内、向上或向下方脱出畸形，膝关节呈弹性固定。有部分患者就诊时已复位，但遗留创伤滑膜炎，关节腔积液、积血，髌骨内缘内收肌止点有明显压痛。

三、治疗方法

1. **习惯性脱位**：习惯性脱位需手术治疗。手术方法繁多，一般分为两大类：一是通过使伸膝装置达到平衡来治疗髌骨脱位；二是切除髌骨同时调整伸膝装置。

2. **创伤性脱位**：

（1）手法复位：

①外脱位：患者取仰卧位，医生立于患侧，一手握患肢踝部，一手拇指按于髌骨外侧，嘱患者屈曲的膝关节逐渐伸直，同时向内推压髌骨，使髌骨越过股骨外髁而复位（图 13-3-2）。

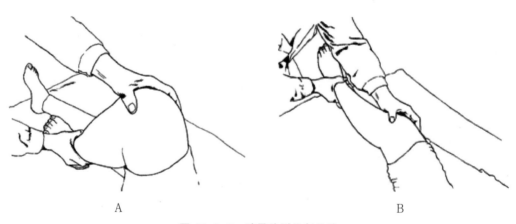

A　　　　　　　　　　　　　　B

图 13-3-2　髌骨外脱位复位法

②髌骨嵌顿：髌骨与股骨外髁嵌顿，不能自行复位时可以手法复位。患者仰卧位，一助手固定股部，另一助手持踝关节，先使膝关节屈曲外翻，使外侧肌肉松弛。医生立于患侧，双手持膝，两手拇指压在脱位的髌骨内缘，使髌骨更向外翻转加大畸形，松解嵌顿，令助手将膝关节慢慢伸直，同时医生以两拇指推挤髌骨向内，即可复位。

③上下脱位：如果股四头肌或髌韧带断裂严重应手术修补。

（2）术后固定：复位后，如关节腔中有中等量以上积血，应在无菌条件下抽出积血，加压包扎。以长腿直角板或长腿石膏托将膝关节置于屈曲 20°～30°中立位固定 2~3 周。

（3）功能锻炼：固定后即做股四头肌舒缩活动。解除固定后，加强股内收肌锻炼，逐步练习膝关节屈伸活动。早期避免下蹲，防止脱位复发。

3. 手术适应证：

（1）股四头肌扩张部严重撕裂。

（2）股内收肌撕裂。

（3）股四头肌腱断裂。

（4）髌韧带撕裂。

第四节 髌骨错位

一、病因与发病机制

髌骨是在功能上有保护膝关节，增强股四头肌肌力，维持膝关节稳定性。当膝关节运动时，髌骨也随之移动，膝半屈时，髌骨与股骨的髌面相接；过屈时，髌骨下降至髁间窝；伸膝时，髌骨上移，其下部与股骨的髌面相接；膝伸直最后 10°~15° 是髌骨的功能；旋转膝关节时，髌骨位置不变。

在过度奔跑、跳跃时，股四头肌猛烈收缩，超过髌韧带的制约力，髌骨被牵拉向上，沿股骨轴线方向移位，如果最终不能自动回归原位，而处稍微不正常位置，便发生髌骨错位。错位方向为上方、上内方或上外方。

儿童膝关节发育不全，或股内侧肌有陈旧外伤无力，在奔跑、跌倒时发生髌骨错位。另外，髌骨异常、股骨外髁低平、膝外翻、外旋畸形、髌骨高位、膝关节囊松弛、髌韧带无力及髂胫束痉挛等解剖结构异常，均为髌骨错位的因素。

二、临床表现与诊断

（1）有过度跑、跳、扭伤史。

（2）患膝半屈半伸位，伸直时微痛，屈膝疼痛加重，只能直膝行走，不能屈膝下跪。

（3）膝关节无明显肿胀，膝关节上方饱满，但无波动，髌骨上移(与健侧对比)，且有侧方移位。

（4）X 线片一般不能显示髌骨错位。如有侧方移位，可能髌骨与内外髁的间隙不等。

（5）膝关节创伤性滑膜炎也有髌上饱满，但肿胀明显，髌上囊有波动，浮髌试验阳性，很容易鉴别。

三、手法复位

1. 成人髌骨错位：患者仰卧位，助手立于患侧，与患者面对，双手握踝部，医生也立于患侧，与助手面对，双手拇指置于患髌骨上方，余 4 指分别向内外侧环扣腘窝。首先屈伸患膝数次，然后屈膝，若向内上方错位，稍内旋伸直患膝，医生拇指由内上向外下推顶髌骨。若向外上方错位，膝稍外旋伸膝，同时由外上向内下推顶髌骨，如觉移动示复位成功（图 13-4-1）。

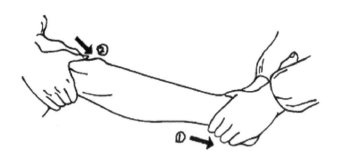

图 13-4-1　髌骨外上错位复位法

①助手握踝屈伸膝关节数次向下牵引。　②医生由上、由外推髌骨向内下方

2. 儿童髌骨错位：患儿仰卧位或家长怀抱。医生立于患侧，一手握足踝，另一手握膝，拇指置于髌骨上方，屈伸膝关节数次。若内上方错位，稍内旋伸直膝关节，同时拇指由内上向外下推髌骨复位。若向外上错位，稍外旋伸膝，拇指推髌骨向内向下，即可复位。

四、术后处理

有肿胀者可做远红外线照射治疗1周，1周内膝关节制动。

五、讨论

1. 错位方向：与周围附着肌肉有关，股四头肌力度远大于髌韧带，上缘比下缘强劲，大多是向上方移位。股四头肌中股直肌、股中间肌和股外侧肌的作用力的力线与髌韧带不在一条直线上，形成一定角度，即股四头肌牵拉角（即Q角，男性＜10°，女性＜15°）使髌骨有外移的分力，因此错位除向上，还要向外错位，也有少数向内上错位。

2. 下肢的形态与错位的关系：新生儿多称"O"形腿，股四头肌力线由膝内侧通过，随年龄增长到两岁"O"形逐渐变小，所以2岁内小儿髌骨错位为内上方。

2岁以后下肢渐渐形成"X"形，股四头肌牵拉角比成人大，股四头肌力线在外侧，故2~10岁儿童髌骨错位多为外上方。

正常成人股四头肌牵拉角较儿童为小，男人的股四头肌牵拉角小于女性，成年人髌骨错位多为上外型，女性的发病率比男性高。

第五节　半月板错位

膝关节半月板为两个半月形的纤维软骨盘，介于股骨内外髁与胫骨平台之间，是膝关节缓冲装置，弥补膝关节面的不相适应的缺欠。边缘肥厚而隆起，与关节囊滑膜相连，并有冠状韧带将其连结于胫骨髁边缘，上面光滑凹陷，加强胫骨平台深度，与股骨髁相接，下面平坦光滑，栖于胫骨平台上，内缘锐薄游离（图13-5-1）。

一、病因与发病机制

半月板随膝关节屈伸后前移位。当膝关节由伸直位变屈曲位时，半月板随胫

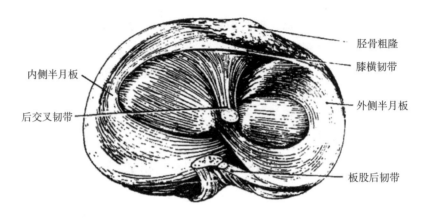

内侧半月板

后交叉韧带

胫骨粗隆

膝横韧带

外侧半月板

板股后韧带

图 13-5-1 膝关节半月板

骨平台向后移位，主要是股骨两髁将半月板被动推向后侧，同时有韧带牵拉的作用。内旋时，内侧半月板后移而外侧半月板前移；外旋时，内侧半月板前移而外侧半月板后移；当关节内压力减小时，半月板向内移，而关节内压力增大时，半月板向外移。膝关节屈曲一定角度后受韧带、肌肉、骨骼等因素阻止，避免半月板过度受压而损伤，但当关节负重或受异常应力作用产生对半月板挤压伤，这是因为膝关节屈曲时股骨髁关节面与半月板接触面最小压强大所致。同时腓侧副韧带松弛，膝关节失去牢固的稳定性而允许做内收、外展和不同程度的旋转，内压增大，半月板被挤压，以及冠状韧带损伤松弛，半月板向外侧移位。

二、临床表现与诊断

膝关节有屈伸或旋转扭伤史。主要表现膝关节疼痛，跑步、上下楼加重，有绞锁现象，有时跛行。股骨髁与胫骨髁关节间隙压痛，可触及突出的半月板边缘，似有弹动软骨板感觉。过伸试验阳性，侧压试验阳性，麦氏征一般阴性。

三、手法复位

方法一：患者仰卧位，一助手双手抱握大腿下段，另一助手双手握踝关节，膝关节保持在屈曲 135° 位，做对抗牵引，反复旋转小腿，同时医生以拇指向关节内挤压错位半月板边缘，将半月板送入关节内，直到摸不到半月板边缘为止（图 13-5-2）。

方法二：患者俯卧位，膝关节屈曲 90°，膝平床沿，一助手按住膝窝，固定不动，医生弯腰双手环抱小腿，足背搭在医生肩上，用力上提膝关节，同时内外旋转小腿，反复多次，突然膝关节屈曲压下小腿至检查摸不到错位半月板边缘为止（图 13-5-3）。术后膝关节制动 1~2 周。

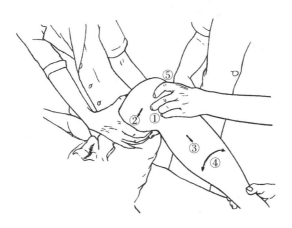

图 13-5-2　膝关节半月板错位仰卧复位法

①膝关节屈曲 135°。②一助手抱大腿下段，另一助手握踝对抗牵引。③、④反复旋转小腿。⑤医生以拇指挤压错位之半月板边缘，使之复位。

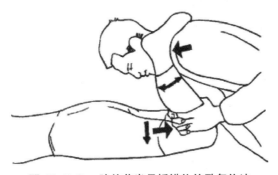

图 13-5-3　膝关节半月板错位俯卧复位法

四、复位机制

（1）当膝关节屈曲 90°，两侧副韧带均较松弛，小腿旋转的角度因而增大。同时有利于最大范围地旋转，在运动中给半月板复位创造机会。

（2）膝关节屈曲 45°下牵引，关节内容积增大，关节腔内压力最小，给半月板向内移动创造条件。

（3）术中膝关节在牵引下进行屈伸、内外旋转的反复活动中，调动半月板后移、前移活动和内外移动，使轻微错位的半月板在运动中复位。

第六节　半月板损伤

半月板损伤是膝关节常见而又较严重的伤病，对膝关节功能影响较大。

国外统计内侧半月板损伤多于外侧半月板损伤，而国内报道和笔者治疗记录外侧半月板损伤几乎是内侧半月板损伤的 2 倍。膝关节扭伤是半月板损伤的主要原因，多见于足球、冰球、篮球、排球以及摔跤、柔道等运动员和重体力劳动者。既往国内外均采取半月板摘除术治疗半月板损伤，而摘除术对膝关节解剖和功能有严重的影响。近年来主要以关节镜介入修补和部分切除术来治疗半月板损伤。笔者近 30 年来有选择性局部封闭治疗半月板损伤 2000 余例，获得较满意效果。

一、半月板生理功能

膝关节半月板位于股骨内外髁与胫骨内外髁之间，平卧胫骨平台上。其功能为吸收关节之间震荡、限制股骨髁在胫骨上过度移动、有助关节润滑和调节其间压力。半月板可直接承受垂直负荷压力并缓冲传导至胫骨平台的软骨面，扩大股胫关节接触面，降低关节面压强。半月板使股胫关节曲面更加吻合，使最大压应力点更接近平均压应力，避免了关节损伤。故切除半月板会造成关节不稳和功能失常。

半月板实质是曲球形股骨髁与近似平面的胫骨平台间填充物，它在一定程度上随股骨髁在胫骨平台上活动而移动。膝关节伸直时，股胫关节接触面前移，半月板被股骨髁挤压而被动向前。膝关节屈曲时，股胫关节接触点后移，半月板随股骨髁挤压而向后。当膝关节旋转时，内外侧半月板又随股骨内外髁旋转而向前或向后移动，这种移动维持了膝关节伸屈－旋转不同位置的平衡。

二、发病机制

膝关节的各种运动，使半月板不断地承受重力负荷的垂直压力，以及向周边移位的水平拉力和旋转时剪切应力。

膝关节运动时的突然变化，例如在屈伸过程中，突然出现旋转、内外翻、甚至出现正常运动不具备的侧向移动，半月板既要完成伸屈时的移位，又要完成旋转的移位。突然的矛盾运动，使半月板被挤压在股骨髁和胫骨平台之间，既要承受垂直压力，又要遭受拉力和剪力而发生半月板撕裂。

三、临床表现与诊断

多数有膝关节外伤史特别是扭伤，表现为膝关节剧烈疼痛，肿胀，不敢伸屈，不能下蹲，行走时加重，跛行，下楼梯或下坡时疼痛加剧，活动时有弹响，有绞锁现象。

检查发现膝关节肿胀，关节腔积液，浮髌试验阳性，久者股四头肌萎缩。膝关节不能完全伸直，屈曲也受限。内侧或外侧关节间隙有明显压痛（压痛偏前多为前角损伤，偏后多为后角损伤）。挤压试验阳性，麦氏（McMurrdy）征阳性。伸膝屈膝试验阳性，完全伸膝出现疼痛偏前角损伤，充分屈膝阳性多偏后角损伤。

笔者以手感手诊可以明确关节间隙痛点位置，痛点偏前或偏后可认定是前角还是后角损伤。根据临床表现和检查，相当部分半月板损伤可以确诊。

影像学检查：一般 X 线无助于半月板损伤诊断。关节造影及关节镜检查诊断率很高。MRI 影像对半月板损伤诊断更有价值。

MRI 半月板撕裂影像可分为纵向撕裂、横向撕裂、放射状撕裂等。其中纵向撕裂最为多见。纵向撕裂又包括垂直撕裂、边缘撕裂、桶柄状撕裂、鹦鹉嘴状撕裂（图 13-6-1）。

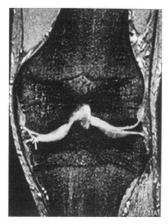 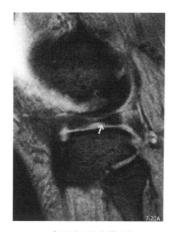 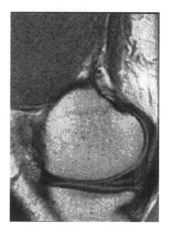

1.半月板后角纵行撕裂　　　2.半月板微小撕裂　　　3.半月板水平撕裂

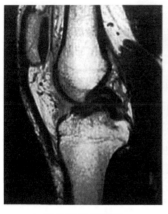
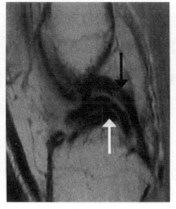
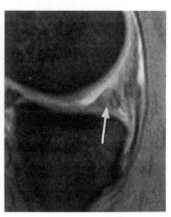

4. 半月板垂直撕裂　　　　5. 半月板桶柄状撕裂　　　　6. 半月板放射状撕裂

图 13-6-1　半月板损伤 MRI 影像

四、治疗方法

1. 适应证：

（1）半月板边缘型撕裂。

（2）半月板前后角撕裂。

（3）半月板微小损伤。

（4）没有绞锁现象的半月板撕裂。

（5）没有形成骨性关节炎的半月板损伤。

2. 注射方法：

（1）准确确定关节间隙的痛点。

（2）注射深度直达半月板边缘。

（3）注射时勿伤及股胫髌骨膜。否则疼痛剧烈，其后反应明显。

（4）1% 奴夫卡因注射液 3 ~ 5mL 或 1% 利多卡因注射液 2 ~ 3mL 加曲安赛得注射液 0.1mL（0.1mg），每 5 日 1 次，一般 3 ~ 4 次即愈。

（5）保护针刺创口防止感染。

（6）注射后不宜热敷。

（7）注射后不宜多站立、多行走，不宜上、下楼和爬坡。

（8）半年恢复期内限制膝关节剧烈活动，防止复发。

第七节 膝关节内侧副韧带损伤

膝关节内侧副韧带又称胫侧副韧带，其为内侧关节囊纤维层加厚部分。韧带起于股骨内髁，止于胫骨内髁，具有防止膝关节过度外翻和稳定膝关节作用，过度外翻可造成内侧副韧带损伤。

一、解剖与发病机制

内侧副韧带分深浅两层，两层密切结合无间隙，深层较短，构成关节囊部分，又称内侧关节囊韧带，其分前、中、后3部分，深层纤维附着股骨和胫骨内髁关节面之边缘，并紧密附着于内侧半月板上。与腘绳韧带、半膜肌腱纤维相连，具有动力性和静力性双重稳定作用。浅层纤维较长，为坚强扁平的三角形纤维带，起于股骨内上髁内收肌结节附近，止于胫骨上端的内侧，关节面下方，前部纤维可达鹅掌下方，后部纤维止于胫骨内侧后缘，内侧半月板后缘（图13-7-1）。

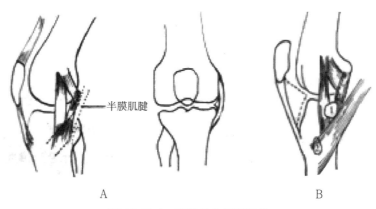

半膜肌腱

A　　　　　　　　　B

图 13-7-1　膝关节内侧副韧带

胫侧副韧带具有保持膝关节稳定和调节膝关节活动的功能。其紧张度随关节位置的不同而改变，膝关节完全屈曲时，韧带前部紧张，后部松弛；半屈曲时，大部分韧带松弛，关节可轻度外翻及旋转；膝关节完全伸直时全部韧带紧张，通过神经调节使关节周围肌群反射性收缩，加强关节稳定性。膝关节全伸或全屈位时，相对稳定而不易受伤。膝关节屈曲位时，小腿突然外展、外旋，或足与小腿固定而大腿突然内收、内旋，或者膝关节外侧受到直接暴力使膝关节外翻，均可造成内侧副韧带损伤，膝关节伸直位损伤易发生在韧带胫骨附着处，而半屈曲（往往伴有旋转）损伤时易发生韧带股骨附着处。暴力过强损伤可累及内侧半月板，甚至前交叉韧带。

二、临床表现与诊断

主诉膝关节外翻外展受伤史，关节内侧疼痛。轻者仅在韧带附着点股骨、胫骨内髁疼痛、压痛，外观完好，强度不减，松紧度无改变，关节尚稳定，没有血肿和渗出，没有关节绞锁，正常活动也没有疼痛。中度损伤时，韧带部分断裂，症状稍比轻度加重；重度损伤，韧带或附着点完全断裂，疼痛更重，功能障碍，自觉膝关节打软或脱位，关节内出血，膝关节肿胀，关节不稳，膝外翻畸形。

三、治疗方法

门诊最多见轻度损伤和陈旧性损伤，内侧副韧带附着点疼痛，可进行封闭治疗。1% 奴夫卡因 3mL 或 1% 利多卡因 2~3mL 加醋酸曲安奈德注射液 0.1mL(1.0mg)，每 5 日 1 次，2~3 次治愈，笔者曾治愈数千例。对于中度和重度损伤，争取早期治疗，以夹板和石膏固定制动，必要时手术修补断裂韧带，如有半月板损伤、前交叉韧带损伤，给予应有治疗。

第八节　膝关节外侧副韧带损伤

膝关节外侧副韧带又称腓侧副韧带，为圆条状，近端附着于股骨外上髁，向下后止于腓骨头稍前侧，胫骨外髁。当膝关节过度内翻会发生损伤。

一、解剖与病理机制

腓侧副韧带分为深浅两部分，深者为短韧带，浅者为腓骨长肌向上延伸。该韧带与外侧半月板之间被腘绳肌隔开，偏于膝关节外后方。

腓侧副韧带是膝关节外侧稳定的静力结构，对抗膝关节内翻应力。屈膝时外侧副韧带松弛，胫骨可少许旋转，但不能管制内收、外展和旋转；伸膝时韧带紧张，膝关节得以稳定，可防止膝关节过伸。小腿外旋时腓侧副韧带松弛，有时可扭转、卷曲，同时因内翻则可损伤，但因外侧有阔筋膜张肌、髂胫束、股二头肌和腘肌的协同，损伤很少发生。

如内翻反应力过大，可造成腘肌腱、外侧关节囊及后交叉韧带损伤。

二、临床表现与诊断

（1）膝关节有明显内翻损伤病史。

（2）膝关节外侧疼痛、肿胀。

（3）膝内收试验阳性。

（4）合并关节囊和交叉韧带损伤，关节积血，关节不稳。

（5）如有腓总神经损伤，可有小腿外侧麻木，痛感迟钝，足下垂。

三、治疗方法

（1）韧带未完全断裂时，采取痛点封闭的疗法。1% 奴夫卡因 3mL 或 1% 利多卡因 2mL 加醋酸曲安奈德注射液 0.1mL(1.0mg)，每 5 日 1 次，2~3 次治愈。

（2）关节不稳可长腿石膏夹板固定 4 周。

（3）韧带完全断裂，手术探查，相应处置。

（4）合并腓骨小头骨折，给予内固定。

（5）合并腓总神经断裂，予以缝合，术后石膏固定 4~6 周。

第九节　膝关节创伤性滑囊炎

滑囊是骨关节、肌腱、韧带运动的缓冲结构，具有减轻压力，增加滑润，减少摩擦，增强运动灵活性的功能。滑囊分恒常滑囊和继发滑囊。按存在部位可分为皮下滑囊、肌腱下滑囊、肌肉下滑囊、筋膜下滑囊、韧带间滑囊、关节滑囊等。

膝关节负荷和运动量较大，滑囊最多，分布在膝关节前、后、内、外各部，分为与膝关节腔相通与不相通两种。对周围肌腱运动起到缓冲和保护作用。滑囊因损伤而发生非特异性炎症。

一、解剖

1. 髌前滑囊：有髌上囊、髌前皮下滑囊（髌前浅囊）、髌前深囊、髌下皮下浅囊、髌下深囊等。

（1）髌上囊：为膝关节最大滑囊，位于髌骨底上方，股四头肌腱与股骨之间，绝大多数与膝关节相通。

（2）髌前皮下囊（髌前浅囊）：位于髌骨前方深层皮下组织内，在髌骨下半部和髌骨韧带上半与皮肤之间。伸膝时髌骨前皮肤松弛；屈膝时皮肤紧张，髌前皮下囊可随皮肤在髌前自由滑动，免受摩擦。

（3）髌下皮下囊：在胫骨粗隆下半与皮肤之间。正是跪位时与地面接触的胫骨结节、髌韧带及髌尖的部位，可减少与地面摩擦。

（4）髌骨下深囊：位于髌韧带深面与胫骨之间，是恒常性大囊。

（5）髌前深囊：位于髌骨与股四头肌腱之间，减少其之间摩擦。

2. 膝外侧滑囊：

（1）股二头肌下囊：位于股二头肌腱附着点与腓侧副韧带之间，为恒常滑囊。

（2）腓肠肌外侧头腱下囊：腓肠肌外侧头起始处深面。

（3）腘肌下隐窝：此囊介于腘肌起始部，外侧半月板、胫骨外侧髁和胫腓关节之间靠半月板边缘，与关节腔相通，腘肌腱借伸展滑囊与外侧半月板、胫骨上端及胫腓关节相隔。

（4）腓侧副韧带与腘肌腱间滑囊：参考图 13-1-5。

3. 膝内侧滑囊：

（1）鹅掌滑囊炎：内容见相关专题章节。

（2）半膜肌腱囊：位于半膜肌腱附着点与胫骨内髁和腓肠肌内侧头之间，有时与膝关节腔相通。

（3）腓肠肌内侧头腱下囊：位于腓肠肌内侧头深面，与覆盖股内侧髁的关节囊之间，和膝关节腔的内侧髁部相通，与半膜肌腱囊也相通。

4. 膝后侧滑囊：主要有腘窝囊肿，又称腘窝滑囊。常继发于膝关节病，因关节积液，压力增高，滑膜向后突出而形成。囊肿与关节腔相通者名为滑膜憩室，不通者为滑囊。绝大多数在腓肠肌与半膜肌之间,腘窝后内侧(图13-9-1)。

膝关节滑囊很多，依个体不同，肌

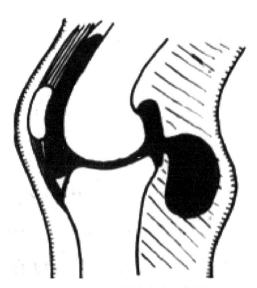

图 13-9-1　腘窝囊肿示意图

肉发达程度，滑囊互相融合，不尽赘述。

二、病因病理

滑囊炎按病因分为创伤性滑囊炎、化脓性滑囊炎、类风湿性滑囊炎、结核性滑囊炎、痛风性滑囊炎、化学性滑囊炎等。本节只阐述创伤性滑囊炎或称非特异性滑囊炎。

滑囊多在骨关节周围或骨结构异常突出部位，韧带、肌腱附着处。由于长期、反复或持续摩擦、压迫、撞击、扭转等伤害，机械刺激等原因，发生的创伤性炎症。膝关节滑囊几乎均在肌肉、肌腱附着处或韧带与骨之间，以及常受到挤压、撞击的髌骨前侧，是全身最多发创伤性滑囊炎部位。

其病理改变主要表现为滑膜囊壁充血、水肿、增厚，呈绒毛状、滑液渗出，滑囊增大、张力增加、慢性纤维化。在此基础上受到较大的创伤使之炎性加剧，渗出猛增，小血管破裂出血，张力突然加大便出现剧烈疼痛。

三、临床表现

膝关节肿胀，伸屈时胀痛，行走困难，皮肤发暗。囊性包块、隆起、呈半球状、柔软波动感，有时压痛。抽液为淡黄、透明、有血色的渗出液。

由于所处部位不同，症状不尽一致。

四、治疗方法

（1）封闭疗法：1% 奴夫卡因 3~5mL 或 1% 利多卡因 1~3mL 加醋酸曲安奈德注射液 0.1mL(1.0mg)，每 5 日 1 次，3 次为 1 个疗程。

（2）理疗：TDP、超短波、短波。

（3）制动休息。

第十节　鹅掌滑囊炎

一、解剖与病理机制

缝匠肌、股薄肌和半腱肌经膝关节内侧止于胫骨结节内侧下方。形如鹅掌状故而得名。其深面有膝内侧副韧带，二者之间有一恒定的滑囊，较大，故称鹅掌滑囊，参考图 13-1-5A。

该滑囊受到直接打击，或因膝关节伸屈、扭转、摩擦、劳损等，引起无菌性炎症。

二、临床表现与诊断

膝关节下方胫骨结节内侧疼痛、肿胀，膝关节屈曲时疼痛加重，严重时可有跛行，被动伸膝、外展外旋引起疼痛。滑囊积液多时可有波动。

三、治疗方法

封闭疗法：1% 奴夫卡因 3mL 或 1% 利多卡因 2~3mL 加醋酸曲安奈德注射液 0.1mL(1.0mg)，每 5 日 1 次，2~3 次治愈。

第十一节　髌骨软化症

髌骨软化症是指髌骨软骨进行性软化破裂的退行性疾病。其病因可概括为生物力学和生物化学两种因素，系髌骨痛的常见原因。

一、解剖

髌骨是人体最大的籽骨，位于股四头肌肌腱中。股骨髁之前方。髌骨呈三角形，上宽下窄，上缘圆平厚重为髌底，下端较窄称髌尖；髌骨前面粗糙，为股四头肌腱所覆盖，是髌韧带的起点。后者延伸于胫骨结节，其腱膜向内外侧延展止于胫骨内外髁。髌骨后面是光滑的关节面，关节软骨厚达 7mm(是全身其他关节软骨的 2 倍)。髌骨与股骨滑车关节面构成髌股关节。髌骨关节面呈椭圆形，中间由纵行嵴将其分成内外两部分，中间嵴居中内外两部相等；如偏向内侧则外侧大于内侧；当嵴居内侧时，外侧面更大，内侧面小而成直角。后者易发生髌骨外移和髌骨软骨软化症 (图 13-11-1、图 13-11-2)。

二、病因与发病机制

髌骨外伤，髌骨不稳，如脱位、骨折、半月板损伤及其术后、Q 角增大、伤后力线不正、高位髌骨等生物力学因素是髌骨软化症常见原因。髌骨软化常始于一至两处，多发生在关节面中间嵴处，继而扩大到负重区。病变始于软骨与骨交界，

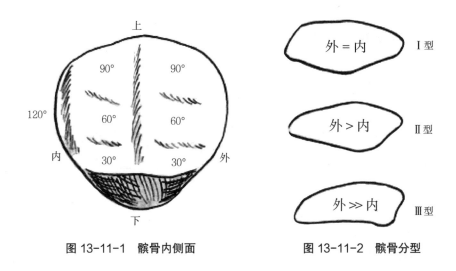

图 13-11-1　髌骨内侧面　　　　　　图 13-11-2　髌骨分型

逐渐向软骨表面发展，多见髌骨内侧面及下极。软骨软化初始软骨表面无破坏，但变软和失去光泽，进而向软骨表面发展，出现纤毛样变、裂痕、关节面不平整，裂缝逐渐加深，达软骨下骨，直到软骨完全消失，软骨下骨外露并被侵蚀。

另外，生物化学因素，如类风湿性关节炎、出血性关节病、关节血肿、化脓性关节炎、关节内多次药物注射、关节固定、原发性骨关节炎等亦是髌骨软骨软化症的发病原因。

三、临床表现与诊断

此病在青少年及中年以前多发，青年女性多于男性，运动员多见，有典型性半蹲位一次受伤史或反复损伤史。半蹲位扭转动作，对髌骨损伤最大。另外，韧带松弛、体胖、膝关节不稳、负荷过大、强迫体位、久坐膝关节不动，均容易发病。

早期膝关节不适、酸软无力、打软、逐渐加重，出现髌骨后痛，上下楼时明显，休息后好转。活动量过大过猛疼痛加重。膝关节不稳、时有跪倒感，关节运动障碍、不灵活、僵硬滞涩、奔跑起动和急停时疼痛发作，跳不起来、反应迟钝、失调、假性绞锁，常伴髌下摩擦音，不能过伸。半蹲痛是本病重要的症状。

四、体格检查

膝关节轻度肿胀，关节积液，浮髌试验阳性，髌骨及其周围压痛，股四头肌萎缩。

五、影像学检查

X线髌骨轴位片多为阴性，关节造影；软骨变薄、关节面粗糙不平、关节间隙狭窄，软骨下骨硬化、囊变、骨赘形成。

六、治疗方法

1. 非手术治疗：

（1）理疗：TDP、超短波、中频电等。

（2）手法治疗：推拿膝部肌肉，腘绳肌、腓肠肌、提拉股四头肌，按髌、提髌。

（3）寄奴酒外敷：处方：刘寄奴、红花、威灵仙、五灵脂各50g；川芎、五加皮各25g；加75%酒精50mL浸泡1周，过滤后溶剂外敷，每日2~3次，每次20~30min。

（4）封闭疗法：1%奴夫卡因3~5mL或1%利多卡因3mL加醋酸曲安奈德注射液0.1mL(1.0mg)，每5日1次，2~3次为1个疗程。

（5）锻炼：进行股四头肌锻炼，增强肌力。

2. 手术治疗：

（1）目的疗法：一是解除髌骨力学异常；二是治疗病变软骨。

（2）方法：

①软骨病灶消磨术：适用于病灶小、局限性、年纪轻者疗效好。

②软骨面修整和软骨下骨钻孔术，适应3~4期软骨下骨裸露、硬化者。

③胫骨结节垫高术：手术将胫骨结节连同髌韧带前移，解除髌股骨压力。

④髌骨切除：适应病灶大、病情严重、大面积软骨缺损者。

第十二节　膝关节创伤性滑膜炎

膝关节滑膜对一切刺激的反应都是分泌渗出，造成关节腔积液。由外伤和内伤引发的称创伤性滑膜炎。

一、解剖与发病机制

直接或间接暴力创伤，或因内伤，如半月板损伤、韧带损伤和髌骨软化症等，引发滑膜充血、肿胀、分泌渗出、关节腔积液。渗出液含有血浆、炎性细胞，正常关节液应为碱性，而渗出液堆积大量酸性产物，刺激黏膜发生炎性反应，可有轻度胀痛，若积液过快过多会有疼痛。关节肿胀、压痛，屈膝受限，浮髌试验阳性。

穿刺抽取关节液为黄色、透明、无味带血液时呈黄色或粉红色。

此病应与创伤性膝关节血肿相鉴别，其有明显剧烈外伤史，可有骨折、半月板撕裂、韧带断裂、黏膜破裂、血管断裂出血，关节腔积血，皮温升高，肿胀迅速而有剧烈疼痛，穿刺抽出为血液。滑膜结核为慢性肿胀，股四头肌萎缩，低热和全身中毒反应，抽液为混浊米汤样，血沉块。色素绒毛结节性滑膜炎，其特点是滑膜与结缔组织弥漫性增生，绒毛结节形成，抽液为咖啡色或血色液体。

二、治疗方法

（1）避免膝关节次发创伤、过度负重。

（2）锻炼股四头肌：直腿抬高，反复做股四头肌舒缩运动，促进血液循环，有利于积液吸收，预防肌萎缩，适当休息。

（3）如关节积液过多，关节腔压力高，影响关节屈曲，可卧床休息。抽取关节液同时进行封闭治疗：1% 奴夫卡因 3mL 或 1% 利多卡因 2~3mL 加醋酸曲安奈德注射液 0.1mL(1.0mg)，每 5 日 1 次，2~3 次治愈。弹性绷带加压包扎，膝关节伸直位半制动 3~4 周。

（4）透热治疗，促进血循环和积液吸收。

第十三节　腓骨头半脱位

胫腓上关节常因扭转应力作用引起半脱位或脱位，合并腓总神经损伤，临床表现膝关节下外侧疼痛。有时与其他损伤混淆而误诊。

一、解剖与发病机制

胫腓骨上关节位于胫骨外髁下方，两关节面近乎平行，其大小、形状和倾斜度因个体差异较大。腓骨关节面多为圆形和椭圆形，表面有软骨盘，外有纤维束前后韧带连结，前侧纤维层较厚，韧带为 2~3 条扁平带，胫腓上关节后韧带为一增厚纤维带，从腓骨头后方斜向上，止于胫骨外踝后侧，其上面由腓侧副韧带支持，尚有经过胫腓前韧带前面的股二头肌腱增强胫腓上关节的稳定性。胫腓上关节的关节面倾斜度有较大差异，一般认为小于 20° 为水平关节面，较为稳定，大于 20° 为斜面关节，因接触面小而不稳定，容易脱位。

常见几种损伤会造成腓骨头半脱位或脱位。

（1）突然踝关节内翻，腓骨肌和伸趾肌猛力收缩牵拉，致使腓骨向上、向前移位。

（2）踝关节扭转而远胫腓关节固定时使近胫腓关节脱位。

（3）膝关节屈曲，股二头肌和外侧副韧带松弛时，身体向对侧旋转，使腓骨头向外侧脱位。

（4）半蹲位膝关节扭转，反复用力蹬腿，易引发近胫腓关节损伤、脱位。

腓总神经由后面绕腓骨颈到其前外侧，脱位时易被伤及，小腿外侧、足背或足跖感觉异常、麻木，踝关节背伸障碍。

二、临床表现与诊断

单纯的近胫腓关节损伤多发生在膝关节屈曲、小腿外旋、踝关节内翻时，膝关节外侧偏后下方肿胀、疼痛，小腿外侧，足背或足跖部麻木。腓骨上端后侧触痛，膝关节屈曲小腿外翻疼痛加重，腓骨头向前侧突出，有浮动感。足背伸无力，有者跛行，足下垂（尖足）行走不利方法，需画圈防足尖着地。

三、治疗方法

单纯腓骨头半脱位，经手法复位，一次治愈。

1. 单人复位法：患者仰卧位，医生面对患者，一手持小腿上端，拇指按压在腓骨头后侧，向前方推压，余4指握胫前内侧，另一手握踝部，使膝、髋关节尽量屈曲、内收、内旋、伸直一气呵成，闻到"咔嗒"声，即已复位（图 13-13-1）。

2. 二人复位法：患者仰卧位，助手扣握小腿上端，拇指置于腓骨头后侧向前推压，余4指握胫骨内侧，医生握足踝，使髋、膝关节尽量屈曲、内收、内旋、伸直，可闻"咔嗒"声，即已

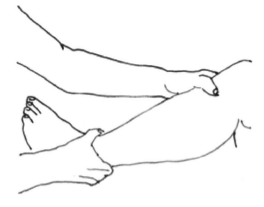

图 13-13-1　腓骨头半脱位单人复位法

复位（图 13-13-2）。

　　复位后弹性绷带固定 1~2 周，腓骨头加棉垫保护腓总神经，固定期间禁止小腿旋转和足伸屈、内外旋等活动。

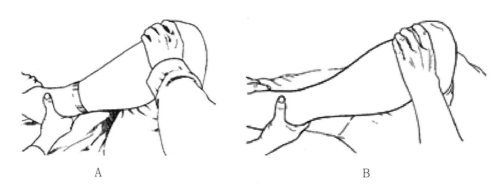

A　　　　　　　　　　　　　　　　　B

图 13-13-2　腓骨头半脱位二人复位法

第十四章　足关节脱位、半脱位与错位

足关节包括距小腿关节（即踝关节）、跗骨间关节、跗距关节、跖骨间关节、跖趾关节及趾间关节。

足骨包括跗骨、跖骨和趾骨。跗骨 7 块，分远近两列，近列为距骨、跟骨和足舟骨，远列是 3 个楔骨和外侧骰骨。跖骨共 5 块，位居远列跗骨与趾骨之间。趾骨共 14 块，除踇趾 2 块外，余 4 趾各 3 块。邻近各骨均构成关节，有诸多韧带连结。跗骨多因内外翻、内外旋损伤而发生脱位、错位；跖骨与趾骨多因足前部跖屈或背屈损伤而脱位或错位（图 14-0-1）。

第一节　踝关节错位

踝关节即是距小腿关节，是由胫、腓骨下端与距骨滑车构成。胫骨下关节面及其内踝、后踝，与腓骨的外踝共同构成一关节窝，称踝穴，距骨的滑车嵌合在踝穴中，关节周围有一系列韧带、肌腱加固。

关节囊前后松弛薄弱，两侧紧张，被韧带加强。内侧有三角韧带起自内踝尖，附于舟状骨、距骨和跟骨；外侧副韧带较薄弱分三束，即距腓前韧带、距腓后韧带和跟腓韧带。

踝关节属屈成关节，主要做背屈（伸）和跖屈运动。距骨体前宽后窄，足背屈时，距骨体前部进入踝穴，关节稳固。当足跖屈时，距骨体后部进入踝穴，踝关节松动，可进行内旋、

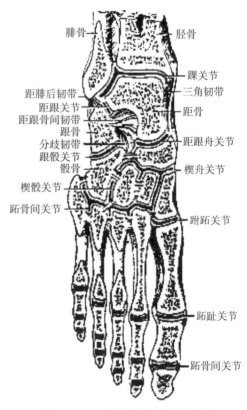

图 14-0-1　足关节（水平切面）

外旋、内翻、外翻和侧方运动，容易发生踝关节扭伤和脱位。

一、病因与发病机制

踝关节扭伤发生的踝关节错位，分为内侧错位、外侧错位、前错位及后错位。内、外侧错位，均为扭伤，如走路不稳、道路凹凸不平、下楼梯踏空、爬山跌倒等，足外翻、外旋则发生内侧错位；若外侧着地，内翻、内旋则发生外侧错位。有时可合并内、外踝骨折。

前错位是由走路时前足翘起，足跟先着地，身体前倾而使内踝向后错位，形成前错位。或因跟骨向前，胫腓骨向后，也致踝关节前错位。

后错位是因走路足尖或足前部着地，由后方推挤胫腓骨向前，身体向后倾，胫腓骨下端向前翘起，造成后错位，可合并后踝骨折。

二、临床表现与诊断

损伤的踝关节轻度肿胀、疼痛、瘀斑、跛行、足不敢着地。如合并韧带撕裂、骨折时，肿胀明显，血肿、青紫、弥漫瘀斑。

X线检查距骨与内、外踝间隙不等，可见内、外踝撕脱骨折。

1. 内侧错位： 足呈外翻、内旋、内踝平坦、外踝凹陷，内踝压痛（图14-1-1）。

2. 外侧错位： 足呈内翻、内旋、外踝平坦、内踝空虚，局部皮肤紧张，外踝压痛（图14-1-2）。

3. 前错位： 踝关节不能跖屈，踝前轻度肿胀、压痛（图14-1-3）。

4. 后错位： 踝关节呈跖屈，跟骨略突，后踝压痛，可合并有后踝骨折（图14-1-4）。

三、手法复位

患者取仰卧位，膝关节半屈曲。助手握小腿抬起，医生手持足部，顺势对抗牵引，加大踝关节间隙，以下按错位方向各论。

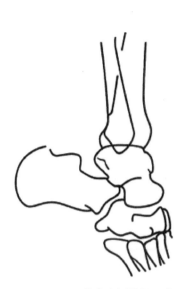 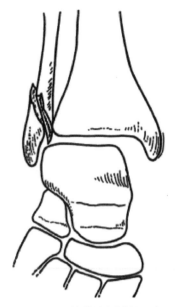

图 14-1-1 踝关节内侧错位示意图　　图 14-1-2 踝关节外侧错位示意图

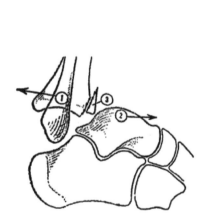 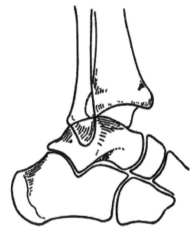

图 14-1-3 踝关节前错位示意图　　图 14-1-4 踝关节后错位示意图

1. 内侧错位： 医生以一手持患者足跖部，另一手持其足跟，与助手对抗牵引，以两拇指按压内踝下方，先向内，突然向外，使足内翻、背屈即复位（图 14-1-5）。

2. 外侧错位： 医生以一手持患者足跖部，另一手持其足跟，顺势对抗牵引，加大间隙，以两拇指按压外踝下方，先向外，瞬间向内，在持续牵引下，使足外翻，即可复位（图 14-1-6）。

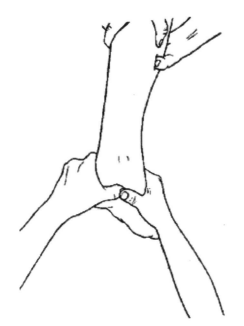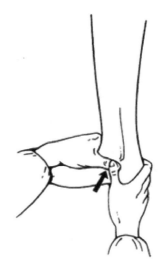

图 14-1-5 踝关节内侧错位复位法　　　　图 14-1-6 踝关节外侧错位复位法

3. **前错位**：患者足跟置于床上，足中立位，助手压其小腿远端，固定踝关节，医生双手持其足跗部，顺势牵引，适时使其足跖屈，瞬间突然背屈，即可复位（图 14-1-7）。

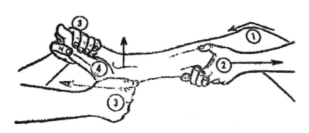

图 14-1-7 踝关节前错位复位法

①屈曲膝关节。②一助手握小腿牵引。③医生一手握足跟，另一手握前足。④足跖屈

4. 后错位：助手持小腿远端，医生一手持足跟，另一手持足跖，做对抗牵引，加大间隙，同时向后按压胫腓骨下端，先跖屈，再转前提并背屈，即可复位（图14-1-8）。

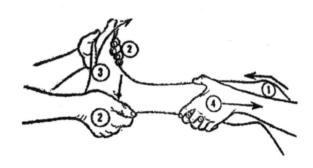

图 14-1-8　踝关节后错位复位法

①屈曲膝关节。②医生一手握足跟，一手握前足。③足背屈。
④一助手握小腿对抗牵引

四、术后固定

（1）轻者无须固定，24 h 后可行热疗或热水浴，适当制动。

（2）重者胶布或绷带固定。肿胀明显时患肢抬高，水调散外敷，踝关节完全制动 1~2 周。

（3）合并韧带撕裂或骨折，石膏固定 5~6 周。骨折 X 线片移位明显可考虑手术复位。

第二节　胫腓骨连结半脱位

一、病因与发病机制

胫腓骨连结是由胫骨的腓骨切迹与腓骨下端内侧关节面构成。借胫腓前后韧带、骨间韧带和胫腓横韧带使胫腓骨下端紧密连结，尤以胫腓横韧带坚强有力，保持其稳定性，防止胫腓骨沿距骨向前移位。只有在暴力作用下，韧带撕裂，方可使腓骨下关节面内旋或外旋，移位到胫骨腓骨切迹的前侧或后侧，或者胫骨下端沿距骨向前或向后移位，发生胫腓骨连结半脱位。多半有外踝骨折、距骨脱位。

二、临床表现与诊断

（1）踝部受到强度背屈或跖屈的暴力伤害病史，或有踝关节扭伤史。

（2）踝部疼痛，行走与跑步时疼痛加重。踝关节屈伸不适，活动范围变小。

（3）压痛可在外踝前侧（外旋错位），也可在外踝后方（内旋错位）。

（4）外踝略向前移（内旋错位）或向后移位（外旋错位）。

（5）X线片一般无明显改变（图14-2-1）。

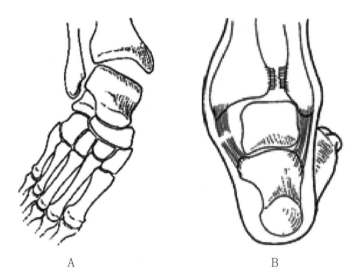

A   B

图14-2-1 胫腓骨分离距骨外移位（A），胫腓骨分离半脱位（B）

三、手法复位

1. 腓骨下端（外踝）移位：

方法一：患者仰卧位，助手握其小腿中下段，医生一手握患足跖部，另一手握足跟部与助手做对抗牵引，以拇指推外踝向前（外旋错位）同时跖屈；或以拇指压外踝向后（内旋错位），同时背屈，手下有移动感，外踝前或后压痛消失，即表示复位（图14-2-2）。

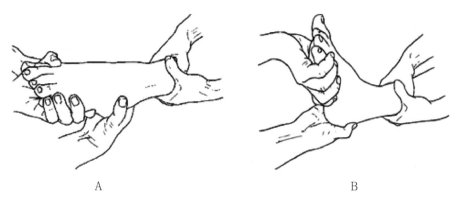

A　　　　　　　　　　　　　　　　　　　B

图 14-2-2　腓骨下端外旋错位复位法

方法二：患者坐床上，踝部伸出床沿，一助手握患者小腿，第二助手一手握足跖，另一手握足跟对抗牵引，医生两手分别握住内踝和外踝，在持续牵引下，固定内踝，推外踝向后同时足背屈（内旋错位）；或足跖屈时推外踝向前（外旋错位），若手下有移动感，即复位。

术后弹力绷带固定内外踝 1 周。

2. 胫骨下端（内踝）移位：患者仰卧位，助手握患侧小腿下部，医生一手握其足跖部，一手握其跟部，拇指按内踝，余 4 指固定外踝，维持原位与助手对抗牵引，然后拇指将内踝向前推（胫骨后移位），或将内踝向后压（胫骨前移位），同时踝关节跖屈（胫骨后移位）或踝关节背屈（胫骨前移位），手下有移动感，即已复位（图 14-2-3）。

术后弹力绷带固定内外踝 1 周。

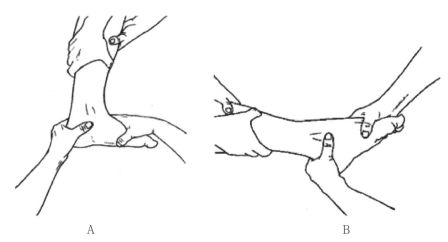

A　　　　　　　　　　　　　　　　　　　B

图 14-2-3　胫腓骨连结胫骨下端胫骨后移复位（A），胫骨下端前错位（B）

四、讨论

1.胫腓远端运动方式是错位的基本原因：胫腓远端的运动主要是腓骨关节面绕胫骨的腓骨切迹进行的踝关节背屈和跖屈。背屈时腓骨远端向后移动，向外旋转，胫腓远端间隙增宽；跖屈时腓骨则内旋、下降和前移。当远端局部韧带撕裂时，胫腓远端向外旋方向或内旋方向错位。

2.手法复位机制：踝关节的背屈和跖屈时，胫腓骨远端随之移动，所以在手法复位中，借助踝关节背屈和跖屈胫腓远端暂时失稳状态，顺势推按错位的胫腓远端，便较容易复位。

第三节　距骨周围脱位

距骨前宽后窄共有 6 个关节面，上面有 5 个关节面，与胫骨、跟骨、舟骨构成胫距关节、距跟关节和距舟关节。全部骨质几乎被关节软骨包裹，无肌肉附着，血运较差，损伤后易发生缺血性坏死。其位居足纵弓之顶，是足的支点与活动中心，完成足背屈、跖屈、内收、外展及内外翻活动。

一、病因与发病机制

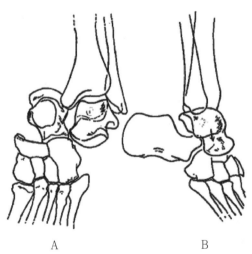

图 14-3-1　距下脱位示意图

A.距骨位于踝穴内。B.距骨下及距舟关节处内移位，距骨呈马蹄位。

暴力下引起距骨周围跗骨脱位，即指胫距关节正常，而跟距、距舟关节脱位。

由于暴力作用方向不同，发生距骨内脱位、外脱位以及前后脱位。

1.内脱位：当暴力使足强力内翻，造成距舟关节脱位，暴力继续作用下跟距关节脱位，形成内脱位，易合并外踝撕脱骨折和距骨颈骨折。

2.外脱位：强大暴力使足外翻，造成距舟关节脱位，然后跟骨从距骨下向外脱出，形成距骨外脱位，可合并跟骨载距突骨折（图 14-3-1）。

3. 前脱位： 当暴力使足强力背屈时，胫骨关节前缘挤压距骨颈，推距骨向后移位，引起跟骨和舟骨同时向前脱位，形成前脱位，易合并跟骨载距突骨折。

4. 后脱位： 当暴力使足强力跖屈时，胫骨关节面后缘挤压距骨后部，使其向前移位，跟骨相对向后移，形成后脱位，易合并舟骨骨折。

二、临床表现与诊断

踝关节及足疼痛、肿胀、功能障碍，局部瘀斑，弹性固定。内侧脱位呈内翻、内旋畸形，足外侧皮肤紧张。外脱位时外翻、外旋畸形，足内侧皮肤紧张。前脱位时足背屈位，足前部变长，跟骨前移。后脱位，足呈跖屈位，足前变短，跟骨后突。

X 线检查距骨仍在踝穴内。内脱位时呈内翻畸形，距骨头向外。外脱位时足外翻外旋畸形，距骨头向内。前脱位时呈足背屈，跟骨前移。后脱位足呈跖屈，跟骨后突。

三、手法复位

在坐骨神经、股神经阻滞麻醉或腰椎麻醉或硬脊膜外麻醉下进行。 距骨周围脱位：患者仰卧位，膝关节屈曲，助手握住小腿中段，医生一手握足前部，另一手握跟部，先顺势对抗牵引。下面按脱位方向分述：

1. 内脱位： 先顺势强力跖屈位对抗牵引，然后外翻、外展，同时推拉足前部背屈，即可复位（图 14-3-2）。

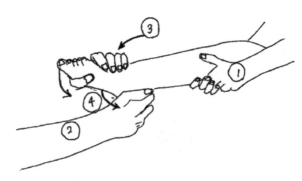

图 14-3-2　距骨下脱位复位法

①助手双手固定小腿。②医生一手握跟，另一手握前足。 ③强力足跖屈。④将足外翻、外展

2. 外脱位：先顺势强力跖屈位对抗牵引，然后内翻、内收，同时推拉足前部背屈，即可复位。

3. 前脱位：先顺势背屈对抗牵引，拉跟骨向后，然后跖屈，即可复位。

4. 后脱位：先顺势跖屈对抗牵引，推跟骨向前，然后背屈，即可复位。

四、术后固定

1. 内脱位：石膏托固定踝关节 90°，足稍外翻位 3~4 周。

2. 外脱位：石膏托固定踝关节 90°，足稍内翻位 3~4 周。

3. 前脱位：石膏托固定踝关节 110°，足中立位 3~4 周。

4. 后脱位：石膏托固定踝关节背屈 75°，足中立位 3~4 周。合并骨折应固定中立位 4~6 周。

第四节　距骨全脱位

一、病因与发病机制

暴力下引起距骨全脱位，即是距骨从踝穴中完全脱出。

当足内翻、内收及跖屈时，遭受强大暴力，使距下韧带、外侧副韧带一起撕裂，距骨与跟骨、舟骨分离，并从踝穴中向内侧脱出，周围韧带完全撕裂。足在最大内翻位时，距骨绕垂直轴旋转 90°，距骨头由前转向内侧，然后在矢状轴再旋转 90°，造成距骨下关节面向后。暴力消失，足回中立位，但距骨脱出踝穴，距骨体在外踝前，距骨颈在内侧，下关节面指向后侧，与胫骨相关节处于皮下。常常皮肤撕裂，距骨关节面及外踝穿破皮肤，造成开放性脱位（图 14-4-1）。

二、临床表现与诊断

踝及足严重肿胀、疼痛、功能全失，局部瘀斑，弹性固定。前足内翻内旋畸形，外踝前方可扪到距骨体，突出部皮肤紧张，踝穴空虚，若开放脱位踝前方可见露出的距骨体及外踝。X 线检查距骨体在外踝前侧、距骨头在内侧，下关节面后移，距骨脱出踝穴。

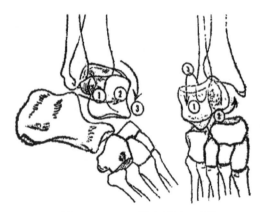

图 14-4-1　距骨全脱位示意图

①距骨体在外踝前方。②距骨头面向内侧。③距骨沿其纵轴旋转，
其下关节面转向后方

三、手法复位

由于距骨双重旋转，手法复位比较困难，成功机会较少，但应在伤后尽早试行手法复位，如不成功，可手术治疗。麻醉后，患者仰卧位，助手握住患侧小腿中下部，使膝关节屈曲，医生一手握其足跟，另一手握其足跖部，在跖屈位顺势强力内翻对抗牵引，医生以拇指在距骨体后部向后向内推压，也可以从足内侧向外向前推压距骨头；同时在足踝内侧向下推压距骨体纠正矢状轴旋转，最后将距骨送回踝穴内（图 14-4-2）。

复位后必须拍 X 线片，证实复位良好。

四、术后固定

复位后短腿前后石膏托固定 12 周。

五、手术适应证

（1）手法复位未成功者。

（2）开放性脱位病例。

（3）陈旧性距骨全脱位，如无距骨坏死可复位。若距骨坏死应手术切除。

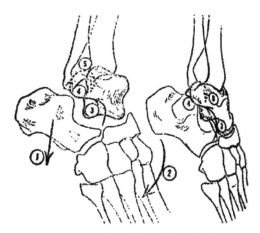

图 14-4-2　距骨全脱位复位法

①足处跖屈位，与助手做对抗牵引。②将足强力内翻。③在维持内翻、跖屈的同时，医生以拇指在距骨后侧强力压迫。④向内及向后压迫。⑤将距骨沿其纵轴旋转

六、讨论

（1）距骨全脱位，是个复杂脱位。不但距骨从踝穴中脱出，而且距骨沿纵轴和矢状轴翻转两个 90°，先是距骨头从前转向内侧，再沿矢状轴翻转 90°，使其下关节面转向后侧。

（2）距骨全脱位复位难度较大，在进入踝穴前必须使距骨翻转两个 90°，使其头体恢复前后位，再使下关节面由后方转向下方，摆正距骨位置，之后才能送回踝穴。

复位中要按步骤进行，勿忙乱，必须先矫正距骨的方位，再纳入踝穴。手法复位难以完成时，勿勉强，应考虑手术复位。

第五节　距骨错位

当踝关节受到一定应力作用时，外侧或内侧韧带部分损伤，距骨在踝穴中向内或向外翻转移位，发生距骨内翻错位或外翻错位，外翻错位比较少见。

距骨内翻错位

一、病因与发病机制

距骨在踝穴中，其稳定性由三角韧带、距腓前韧带、距腓后韧带、跟腓韧带以及前、后韧带维护和加强。中立位及背屈位比较稳定。而在足跖屈时，由于距骨前宽后窄的结构关系，踝穴宽松，出现内、外翻和内、外旋而出现不稳定状态；又因外踝比内踝长，内翻的概率较大，当应力作用踝关节内侧时，外侧韧带部分损伤，使距骨上关节面的内侧向外上方移位，距骨下关节面外侧向内下方旋转移位造成距骨内翻错位；另外，距骨脱位复位不全、陈旧性踝关节扭伤、关节松弛不稳、反复损伤等均可造成距骨错位。

二、临床表现与诊断

（1）有踝关节扭伤病史，或有距骨脱位或自行复位不全史，或有踝关节不稳而经常扭伤病史。

（2）外踝下疼痛、轻度肿胀，自感足底不平、不稳。

（3）外踝下丰满，隆起、压痛。

（4）主动和被动活动均不顺畅，活动范围受一定限制。

（5）X线片正位可见踝关节两侧间隙不等，外侧宽内侧窄。

（6）与踝关节内翻扭伤相鉴别，内翻时外踝痛，外翻时内踝痛；然而距骨内翻错位，内翻时外踝痛，而外翻时内踝无痛，仍是外踝痛，二者可以相鉴别。

三、手法复位

患者健侧卧位，助手握患侧小腿中下段，医生一手握其足跖部，另一手握其足跟部，双拇指叠压外踝下方距骨隆起处与助手沿小腿纵轴对抗牵引，在足

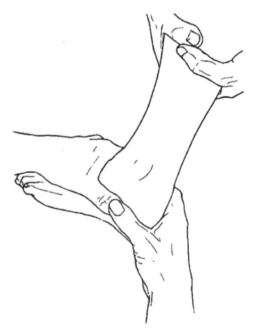

图 14-5-1　距骨内翻错位复位法

内翻、跖屈位拉开关节间隙后，突然将足外翻、背屈，同时双拇指向内下压距骨，若有移动感，或闻复位声响，则表示复位成功（图14-5-1）。

四、术后固定

急性错位复位后，以胶布或弹性绷带在足轻度外翻、背屈位固定2~3周。陈旧性错位无须固定。

距骨外翻错位

距骨外翻错位虽然鲜见，也时有发生。当踝关节处跖屈位，应力作用外踝，内侧韧带部分撕裂伤，距骨上面外侧向内移位，距骨内下方向外旋转，发生距骨外翻错位。内踝下方肿胀、压痛，活动受一定限制。

手法复位：患者患侧卧位，助手握小腿，医生一手握其足跖部，一手握其足跟部，双手拇指压内踝下方。在与助手对抗牵引下，保持外翻跖屈位，拉开

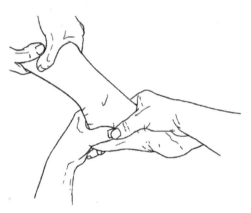

图 14-5-2 距骨外翻错位复位法

关节间隙时，医生以双手拇指压下内侧突起之距骨体上侧，同时内翻、背屈，即可复位（图14-5-2）。

术后胶布或绷带外翻背屈位固定2~3周。

距骨错位复位机制

距骨在踝穴中只能有背屈、跖屈活动。距骨前宽后窄的解剖结构，在跖屈时，距骨前移，后部进入踝穴内，关节内宽松，踝关节处不稳定状态，给复位创造条件，这时再外翻或内翻、背屈，使内侧移位或外侧移位及旋转移位的距骨在踝穴中恢复正常位置。

第六节　跟骨错位

跟骨与距骨、舟骨分别构成关节。距骨的跟骨关节面与跟骨的后关节面构成

跟距关节；以跟骨的前距关节面、中距关节面连同舟骨的后关节面以及跟舟足底韧带一起构成关节窝，与以距骨头的舟骨关节面作为关节头构成跟距舟关节。关节囊附着于关节软骨周围，后部较厚，外侧有距跟韧带，内侧有跟舟足底韧带、分歧韧带、背侧韧带等加强。

距跟关节与距跟舟关节，在运动时形成联合关节，沿着跟骨后面与距骨颈上面和外侧面之间运动轴，做一定范围的滑动及旋转运动。跟骨和舟骨连同其他足骨在距骨上面做内翻和外翻运动。当足内缘提起，外缘降下，足的跖面向内，称内翻；当足的外缘提起，内缘降下，足的跖面向外，称足外翻。内翻主要受跟距间韧带的限制，可达 $35° \sim 40°$；外翻受三角韧带限制，可达 $22° \sim 25°$。

足内翻有胫前肌、胫后肌、拇长屈肌与趾长屈肌辅助；足外翻有腓骨长肌、腓骨短肌、第 3 腓骨肌、趾长伸肌辅助。

一、病因与发病机制

当足置于背屈位时，受内侧或外侧应力作用，由于踝关节的距骨与踝穴紧密接触而处于稳定状态，不易发生损伤，致使距跟关节外侧韧带撕裂或内侧韧带撕裂，跟骨过度内翻或外翻，最终也未回原位，造成跟骨内翻错位或外翻错位。

二、临床表现与诊断

（1）在足背屈时内翻或外翻外伤史。

（2）内踝或外踝下疼痛、肿胀、行走自觉足跟不能放平，仅有足跟外侧着地（内翻错位）或内侧着地（外翻错位）。

（3）压痛点在距骨下方，距跟关节间隙外侧略宽（内翻错位）或内侧增宽（外翻错位）。

（4）足跟略有内翻或外翻畸形。

（5）X 线跟骨轴位片，距跟关节间隙外侧大于内侧，为内翻错位；内侧大于外侧间隙，为外翻错位。

（6）距骨内翻错位、外翻错位压痛均在踝骨尖下，踝下凹陷和弧线消失。而跟骨内外翻错位压痛点更偏下，踝下凹陷及弧线存在，二者可以相鉴别。

三、手法复位

1. 跟骨内翻错位： 患者健侧卧位，助手握其小腿下部，医生双手握住其跟骨，两拇指叠压跟距关节外侧，余双手 4 指从前后握住跟骨内侧，踝关节置于背屈位与助手在小腿纵轴线上做对抗牵引，当跟距关节牵开后，医生先使足内翻，然后突然外翻，拇指压距骨向内上方，余 4 指用力将跟骨向外顶拖，若手下有移动感，则表示已复位（图 14-6-1）。

2. **跟骨外翻错位**：患者患侧卧位，内踝朝上，助手握患侧小腿下部，医生双手拇指叠压在跟距关节内侧，两手余 4 指握跟骨外侧，踝背屈位，沿小腿纵轴对抗牵引，顺势将足外翻，突然两手用力将足内翻，拇指下压，4 指顶拖跟骨向内侧，若手下有移动感，说明已复位（图 14-6-2）。

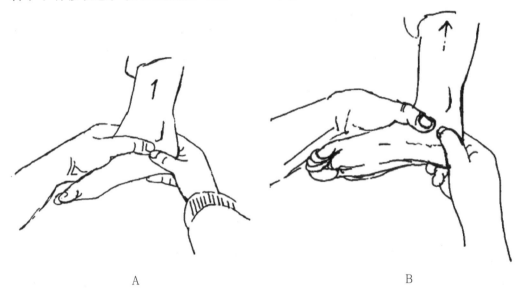

A　　　　　　　　　　　　　　B

图 14-6-1　跟骨内翻错位复位法

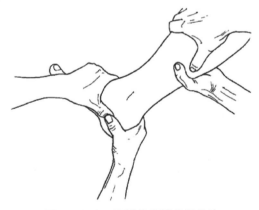

图 14-6-2　跟骨外翻错位复位法

四、术后固定

用胶布或弹性绷带内翻（外翻错位）固定；或外翻（内翻错位）固定 2~3 周。

五、讨论

1. 跟骨错位与踝关节扭伤相鉴别：跟距关节间压痛，位于内外踝的下方，而踝关节错位踝前或踝后压痛、饱满、弧线消失。跟骨错位发生率比较高，应注意诊查，以免误诊。

2. 手法复位机制：将足背屈，使距骨宽大部分置于踝穴中，在踝关节稳定条件下，再拉开跟距间隙，内翻或外翻矫正跟骨错位。

3. 年龄与错位关系：从 2 岁到 12 岁，跟距关节间隙呈内高外低的倾斜，随年龄增加倾斜面愈趋增大。故 12 岁前儿童多发生内翻型跟距错位，而且随年龄增长增多。12 岁以后跟距关节间隙逐渐趋于水平，跟距内翻错位发病率逐渐下降。

第七节　距舟关节错位

一、病因与发病机制

足舟骨是个不规则的六面体，后关节面呈凹窝状与距骨头相关节；其前面 3 个关节面，由略凸小嵴分开，与 3 个楔骨后关节面相关节；外侧与骰骨多为韧带联合，但形成关节并不少见，舟骨外侧缘与骰骨内侧缘相关节。诸多关节间均有足背和足底部韧带连结，有些关节腔是相通的。距舟关节在跗横关节运动中，有屈伸、展收和内外旋的活动；而舟骰关节和舟楔关节只有些许滑动。

舟骨错位多发在距舟关节。当足跖屈受应力作用时，舟骨向背侧移位；当足背屈受外力作用时，舟骨向跖侧移位；当足猛烈外旋时，舟骨移向内侧。由于足所处状态和外力的不同造成舟骨不同错位（图 14-7-1）。

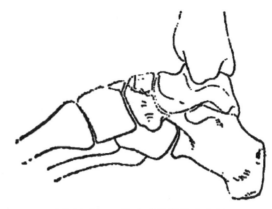

图 14-7-1　距舟关节错位示意图

二、临床表现与诊断

（1）前足有扭伤史，如背屈、跖屈或外旋等损伤。

（2）自觉舟骨部位疼痛，活动更明显。

（3）舟骨部有压痛，可在背侧，也可在跖侧或内侧由错位方向而定。压痛处略隆起。

（4）足活动稍受限。

（5）X线片无明显改变。可鉴别有无副舟骨，一般副舟骨无外伤不出现症状，伤后方出现疼痛，舟骨背侧可触及隆起籽骨，并有压痛，可手术切除。

三、手法复位

方法一：患者仰卧位，足中立位置于床上，助手扶小腿下段，固定足部。医生面对患者，一手握其前足向上牵拉，另一手拇指压在患者舟骨背侧（背侧错位），持续牵拉下先做背屈，突然跖屈，手下有移动感，症状明显减轻或消失即复位（图14-7-2）。

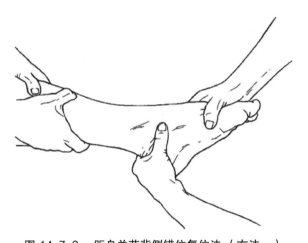

图 14-7-2　距舟关节背侧错位复位法（方法一）

1. 跖屈错位： 医生拇指顶在舟骨跖侧，持续牵拉下先做跖屈，瞬间突然背屈，手下有移动感，症状减轻或消失即复位（图14-7-3）。

2. 内侧错位： 医生拇指压舟骨内侧在持续牵引下，先做足内收内旋，突然做外展外旋，手下有移动，症状减轻或消失即已复位。

方法二：

1. 内侧错位： 患者坐位，足内侧朝上，一助手固定患足跟、踝部，另一助手握患者前足沿足纵轴对抗牵引。医生立于患侧，双手拇指叠压在舟骨内侧，余4指分别从足背侧和跖侧环握，交叉止于足外侧。牵引1min后，改为沿前足外展方向牵拉，并稍加旋转，逐渐将患足变成外展位，至极度时镇定片刻，突然快速足内收，与此同时，术者顺势推舟骨向外方，若手下有移动感，表示复位成功（图

14-7-4）。

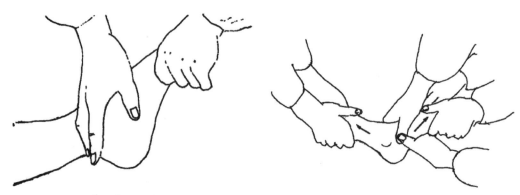

图 14-7-3　距舟关节跖屈错位复位法（方法一）图 14-7-4　距舟关节内侧错位复位法（方法二）

2. 背侧错位：原理与内移型相同，不同点是足背转上，医生拇指置舟骨背侧，牵引 1min 后改沿前足跖屈方向牵引，逐渐将足变成跖屈位，至极度时镇定片刻，突然快速足背屈，与此同时，医生顺势推压舟骨向跖侧，即可复位。

3. 跖侧错位：患者坐位，足跖尽量朝上，与内移型原理相同，只是医生双手拇指顶压患者舟骨跖面，沿前足背屈方向牵拉，突然足跖屈，同时医生拇指顶压舟骨向背侧，即可复位。

四、复位后固定

用胶布或弹力绷带固定 1 周，陈旧错位可延长到 2 周。

第八节　跟骰关节错位

一、病因与发病机制

骰骨的后关节面与跟骨的骰骨关节面相关节，组成跟骰关节；骰骨前关节面与第 4、第 5 跖骨基底部相关节组成跗跖关节的外部。内侧有舟骰关节和楔骰关节，后者为第 3 楔骨外侧面与骰骨内侧前关节面构成。每个关节都有诸多背侧韧带和跖侧韧带连结。于足内外翻时跟骰关节有轻微滑动和旋转。

当足部过度内收、背屈和跖屈时，骰骨可略离开跟骨和第 3 楔骨，向外侧、跖侧或背侧移位，造成骰骨错位。

二、临床表现与诊断

（1）足部过度内收、背屈或跖屈的外伤史。

（2）骰骨外侧、背侧或跖侧压痛，骰骨在外侧、背侧或跖侧隆起。

三、手法复位

患者仰卧位，足中立位置于床上，助手扶压踝部，固定足部。医生面对患者，一手握前足向上牵拉，另一手以拇指压在骰骨背侧（背侧错位），持续牵引下首先足背屈，突然跖屈，即可复位（图14-8-1）。

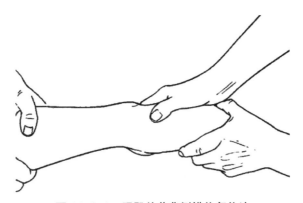

图 14-8-1　跟骰关节背侧错位复位法

跖屈型骰骨错位：医生拇指顶压在骰骨跖侧，在持续牵拉下，首先跖屈，突然背屈，同时拇指顶压骰骨向背侧，即可复位。

骰骨外侧型错位：医生拇指顶在骰骨外侧，在持续牵引下做外展，然后突然内收、旋转，即可复位。

第九节　舟楔关节错位

舟楔关节由舟骨前关节面与3个楔骨后关节面构成。关节囊附于关节面的周缘。关节腔与第2、第3跗跖关节及第1、第2跖骨间关节相通。背侧有楔舟背侧韧带，跖侧有楔舟、跖舟、足底韧带连结并加强关节囊。

一、病因与发病机制

舟楔关节活动度小，有微弱的背屈、跖屈活动。

以跖骨头为支点过度背屈和跖屈或前足过度外展时，可发生舟楔关节背侧、跖侧或内侧错位。

二、临床表现与诊断

（1）前足有过度伸屈运动或扭伤史。

（2）楔骨处有疼痛，快走和跑步疼痛明显。

（3）楔骨向背侧或跖侧或内侧略凸且有压痛。

三、手法复位

患者仰卧位或坐位，足处中立位，足背向上置于床面。助手固定踝部，医生一手握前足做向上牵拉，在持续牵拉下顺势做背屈（背侧错位），突然跖屈，同时向跖侧加压凸起的楔骨，即可复位。

跖侧错位：医生以一手拇指顶压在突起楔骨的跖侧，在持续牵拉下先行跖屈，瞬间猛做背屈，同时顶压楔骨向背侧，即可复位。

第 1 楔骨内侧错位：医生以拇指压在楔骨内侧，顺势牵拉内收，突然外展，同时压楔骨向外侧，即可复位。

第十节　踝关节三角韧带损伤

一、解剖与生物力学

三角韧带又称踝关节内侧韧带，非常强韧。三角韧带分深浅两层，浅层又分前、中、后三部分。前部远侧止于舟骨称胫舟韧带；中部自胫骨内踝起，垂直向下，牢固地附着跟骨载距突，称胫跟韧带；后部止于距骨内侧结节称胫距后韧带。三角韧带均起于内踝前丘部，主要作用防止距骨外展。三角韧带深层称为胫距前韧带，起于内踝后丘部及丘部间沟，水平向外，止于距骨内侧面，主要作用防止距骨外移。三角韧带在维持踝关节的稳定性方面起重要作用（图 14-10-1）。

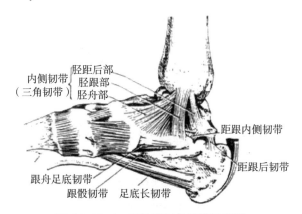

内侧韧带
（三角韧带）

胫距后部
胫跟部
胫舟部

距跟内侧韧带

距跟后韧带

跟舟足底韧带

跟骰韧带　　足底长韧带

图 14-10-1　踝关节三角韧带示意图

二、发病机制

　　三角韧带损伤多见于旋前—外展型和旋前—外旋型踝关节扭伤，三角韧带损伤与外踝骨折同时发生。如果内外踝同时骨折，双踝与距骨关系不变，踝穴宽窄无变化，踝关节仍稳定；只有外踝骨折，外踝和距骨向外移位，踝穴增宽，踝关节不稳；如果有三角韧带浅层撕裂，距骨无倾斜，踝关节稳定性不受影响；如浅层和部分深层纤维断裂，距骨倾斜度增加；如果三角韧带深层断裂，同时有胫腓联合分离，距骨倾斜度增加达 20° 以上，且向外移位，踝穴间隙增大，踝关节极度不稳。

三、临床表现与诊断

　　内踝明显肿胀，内踝尖下方压痛，跟骨内侧凹陷，足外翻时疼痛加剧。X 线片：距骨向外移位，踝穴增宽，内踝内侧间隙增大，可见腓骨下端螺旋骨折，或外踝撕脱骨折和内踝骨折。新鲜损伤可行充气或碘水造影，如造影剂外溢内踝部位，可证实三角韧带断裂。

四、治疗方法

1. 非手术治疗：

　　（1）三角韧带轻度损伤手法复位，粘膏内翻位固定 2 周。

　　（2）三角韧带部分撕裂，踝关节内翻位用粘膏夹板固定 4~6 周。

　　（3）完全断裂用 U 形石膏或短腿石膏内翻位固定 4~6 周。

2.手术治疗：适应以下情况。

（1）新鲜的三角韧带断裂，合并距骨外移。

（2）合并外踝骨折，胫腓联合分离。

（3）断裂韧带或胫侧肌腱嵌入关节内。

第十一节　踝关节外侧韧带损伤

踝关节周围韧带损伤中，外侧韧带损伤最常见。外踝较内侧低约1cm，故踝内翻比外翻更易发生，是外侧韧带损伤的主要原因。

一、解剖

踝关节外侧韧带分三束，前束是距腓前韧带，起于外踝下1/3前缘，止于距骨颈外侧面，其作用是限制距骨向前脱位，并抵制内旋；中束是跟腓韧带，起自腓骨下极，向后下行止于跟骨后外侧，跨越踝关节和距跟关节，主要作用限制踝内翻；后束是距腓后韧带，呈三角形，起于外踝内侧面的外踝窝，止于距骨外侧结节，三者中后束最为坚强，主要作用阻止距骨向后移位（图14-11-1）。

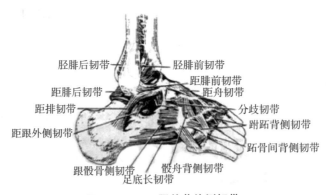

图14-11-1　踝关节外侧韧带

二、损伤机制

踝关节在跖屈位时关节不稳定，突然内翻、内收，距骨在踝穴内内翻、内收，外侧韧带损伤，如果单纯撕裂距腓前韧带，可造成距骨向前不稳定；如果单纯撕裂跟腓韧带，不会影响距骨稳定性；单纯撕裂距骨后韧带距骨并无移位；如果距腓前韧带和跟腓韧带同时撕裂，便有距骨向前不稳，向内倾斜；如果三束全断裂，与距腓前韧带和跟腓韧带一起撕裂结果相同，只是更加不稳定。

正常内踝远端关节面有一向后的骨嵴与距骨滑车上的骨槽相吻合，加强踝关节稳定性，减少了外侧韧带损伤机会，但是因该解剖变异，外侧韧带损伤机会明显增多。

三、临床表现与诊断

单纯踝关节外侧韧带损伤比较多见，损伤的程度较轻，关节稳定性不受影响，外踝轻度肿胀、疼痛、活动稍受限。压痛局限外踝前下方（距腓前韧带处），踝关节内翻、内收疼痛加剧。X线片无明显改变。

外侧韧带完全断裂合并撕裂骨折，出现暂时的踝关节脱位，内翻时距骨头倾斜，脱离外踝，局部肿胀、疼痛明显、瘀血、内翻疼痛加剧，伴有距骨异常活动，距骨向前移位，前抽屉试验阳性，X线片距骨倾斜可达30°，踝关节造影可见造影剂进入外踝周围。

四、治疗方法

（1）单纯外踝韧带损伤，急性期24~36h内首先冷敷消肿止痛，患足抬高。

（2）疼痛明显，局部封闭。

（3）弹性绷带加压包扎3周。

（4）外侧韧带完全断裂，石膏外翻位固定3~4周，尽量不采用手术治疗。

第十二节　踝管综合征

踝管综合征是指胫神经或其终末支在踝管内受压，引起胫神经挤压综合征。

一、解剖与生物力学

踝管是位于内踝后下方的弹性骨纤维管道，由屈肌支持带、内踝、距骨、跟骨、三角韧带和跟腱围成。屈肌支持带是足深筋膜在内踝后下方增厚部分，从内踝后下方附于跟骨结节内侧突到跟骨后面上缘，构成踝管内壁；由内踝和三角韧带构成踝管的前侧壁；跟腱构成后侧壁；距骨和跟骨构成外侧壁。其上口在内踝到跟骨后面上缘平面，其下口在内踝至跟骨结节突内侧平面。管内容物由前往后排序为胫后肌腱、趾长屈肌腱、胫后动静脉、胫神经和拇长屈肌。

胫神经在小腿后部伴胫后动静脉进入踝管，在踝管上段分成两个终末支，即足底内侧神经和足底外侧神经。后者经拇展肌深面进入足底。足底内侧神经沿拇长屈肌腱和趾长屈肌腱之间前行，在距骨后突内结节与跟骨载距突内侧，经拇展肌深面进入足底。踝管在跟骨载距突和距骨后突内结节之间深度变浅，血管和神经束的筋膜鞘与踝管内外侧壁相连，管腔变窄，容积变小，当踝关节活动突然增加，管内肌腱摩擦产生腱鞘炎，肌腱水肿，踝管内压升高，足底内侧神经首先受累，而后胫神经亦受压迫；踝管外侧壁距骨和跟骨骨折、骨质增生、神经鞘瘤、拇展肌肥厚、腱鞘炎等均可使踝管狭窄，胫神经末梢分支受压，其分布区出现感觉异常和疼痛。

二、症状与诊断

（1）早期症状轻微，只有长时间站立或行走之后，内踝下方有轻度麻木和灼痛，局部压痛，踝外翻时疼痛加重，休息后症状消失，活动后症状又出现，反复发病。

（2）中期症状加重呈持续性，休息仍有疼痛，其范围可扩散至小腿，足底感觉迟钝，踝管压痛且有肿块。

（3）后期上述症状加剧，出现距内侧区皮肤干燥、不出汗、脱皮、皮色青紫等自主神经紊乱症状。可能出现拇展肌和小指展肌及1、2趾间肌萎缩。

三、治疗方法

1.非手术治疗：

（1）早期症状轻微，加以休息制动。

（2）解除鞋、袜对足踝的刺激和束缚。

（3）封闭疗法：1%奴夫卡因3mL或1%利多卡因2~3mL加醋酸曲安奈德注射液0.1mL(1.0mg)，每5日1次，2~3次治愈。

2.手术治疗：松解粘连、切断纤维束，切除骨刺和腱鞘囊肿，解除神经压迫。

第十三节　跗骨窦综合征

跗骨窦综合征是1958年由O'Copnoer首先命名的，认为是踝内翻扭伤的并发症。

一、解剖与生物力学

跗骨窦由距骨沟与跟骨沟相对合而成。由后斜向外前，其后面是跟距后关节、前面为跟距前关节与中关节；跟距前关节和中关节与距舟、跟骰关节共处一个关节囊内，跗骨窦内含有脂肪组织，将韧带隔成前后两组，其间常有一滑囊，前组韧带足内翻时紧张而损伤，跗骨窦受伤另外原因是踝关节频繁活动；窦内脂肪组织堆积较多，压力增加，脂肪组织变性，引发疼痛。

二、症状与诊断

跗骨窦位于外踝前下方，踝关节内翻扭伤后跗骨窦酸痛不适无力，有时向足前部放散，踝内翻时疼痛加重，偶有跛行，局部肿胀、压痛，跗骨窦封闭获暂时或长期疗效便可明确诊断。

三、治疗方法

封闭疗法：1% 奴夫卡因 3mL 或 1% 利多卡因 2~3mL 加醋酸曲安奈德注射液 0.1mL(1.0mg)，每 5 日 1 次，2~3 次治愈。

第十四节　跖跗关节错位

跗跖关节分 3 个部分，即第 1 楔骨前关节面与第 1 跖骨基底关节面相关节；第 2、第 3 楔骨前关节与第 2、第 3 跖骨基底关节面分别相关节；骰骨前关节面与第 4、第 5 跖骨基底相关节。第一部分有独立关节囊和关节腔；第二、第三部分关节囊和关节腔与楔间关节和舟楔关节相通。足背侧及跖侧均有韧带加强。

一、病因与发病机制

跗跖关节活动度较小，仅有跖屈和背屈。当前足过度背屈或过度跖屈时可发生跖骨跖侧错位或背侧错位，第 1 跗跖关节可向内错位，第 5 跖骨可向外错位。

二、临床表现与诊断

（1）前足有扭伤史或过度跑跳损伤史。

（2）跖骨基底疼痛，快走或跑步时疼痛明显。

（3）一个或几个跖骨基底压痛，相应跗跖关节背侧或跖侧可触及跖骨基底略凸起或凹陷，被动背屈或跖屈活动受限。第1跗跖关节内侧、第5跖骨基底外侧隆起压痛。

三、手法复位

患者仰卧位或坐位，足中立位置床上。助手夹持足踝固定之。医生双手握前足，双拇指压在错位跖骨基底部，背侧错位压在背侧；跖侧错位压在跖侧；第1跗跖内侧错位压在内侧；第5跖骨外侧错位压在外侧，垂直牵拉足前部，背侧错位，先背屈，然后突然跖屈，同时拇指压向跖侧即可复位；若跖侧错位，先跖屈，随后突然背屈，同时顶压跖骨基底向背侧，即可复位；若第1跗跖内侧错位，先内收，然后突然外展，同时拇指压向外侧，即可复位；若第5跖骨外侧错位，先外展，随之突然内收，拇指压向内侧，则可复位。

第十五节　跖趾关节错位

一、病因与发病机制

跖趾关节是由跖骨头与近节趾骨基底构成的。关节囊上面较薄，下面较厚。周围有韧带附丽，两侧均有侧副韧带，跖底有跖骨深横韧带和足底韧带。第1跖趾关节跖面两侧各有一籽骨。跖趾关节运动肌腱背侧4条、跖侧5条，第1跖趾关节有拇指外展肌。

跖趾关节为椭圆关节，可做屈伸和轻度内收、外展活动，当受到过伸、过屈应力作用时，可能发生背侧错位或跖侧错位，第1跖趾关节可内翻错位。

二、临床表现与诊断

（1）前足扭伤史，或前足过屈、过伸史。

（2）跖趾关节疼痛。

（3）跖趾关节一个或几个压痛，关节屈曲；第1跖趾关节内侧压痛和隆起。

三、手法复位

患者坐位，医生一手固定足背，一手牵拉患趾，顺势做背屈或跖屈，拇趾做内收、外展抖动数次，均可复位。

趾间关节脱位比较少见。症状和体征类似跖趾关节，复位方法亦类同，故不另加赘述。

第十六节　跖腱膜炎

跖腱膜为足底膜样腱，坚韧的结缔组织，起于跟骨结节，止于足前部。保护足底肌、肌腱、足骨关节，维持足弓。

跖腱膜炎多发生于中老年人，女性发病为男性近3倍。据统计，153例中，老年女性73%，男性27%（表14-16-1）。除与年龄和性别有关外，还与经常徒步行走、跑步、爬山等慢性劳损有关，为退行性改变。

表 14-16-1　跖腱膜炎分布

年龄（岁）	女	男
39 以下	12	13
40~50	24	8
51~60	49	10
61~70 以上	27	10
总计	112	41

临床主要表现为足跟疼痛，尤为起步时疼痛剧烈，足不敢着地，行几步后疼痛明显减轻，卧床或足不落地时无明显症状，足跟无肿胀，均有痛点，但多不在足骨结节上。X线可见跟骨结节骨刺形成，有者较长，如针状突起。故有人认为疼痛是骨刺所致，千方百计治疗骨质增生，甚至行手术切除，但疗效均不理想。

统计的153例患者，治疗均采用局部封闭，用药量很小，1%奴夫卡因2~3mL 或 1%利多卡因2mL加曲安奈德注射液0.1mL（0.1mg），每5日1次，2~3次为1个疗程治愈。治愈的关键是首先找准痛点进针于足侧红白鱼际间，针尖抵达痛点处注药，此法既能减轻进针疼痛，也能保证疗效。153例中大部分1个疗程治愈，仅有5例治疗2个疗程，还有2例复发。

参考文献

[1] 邵福元，裴法祖.颈肩腰腿疼应用解剖学 [M].郑州：河南科学技术出版社，2000.

[2] 赵文海，裴法祖.骨与关节损伤治疗学 [M].北京：北京科学技术出版社，2010.

[3] 孙永强，裴法祖.骨关节损伤治疗学 [M].北京：人民军医出版社，2007.

[4] 吴阶平，裴法祖.黄家驷外科学 [M].4 版.北京：人民卫生出版社，1988.

[5] 吴林生，金嫣莉.膝痛 [M].北京：人民卫生出版社，1998.

[6] 姚太顺，孟宪杰.踝关节外科 [M].北京：中国中医药出版社，1998.

[7]Anthony F，De pelma.The Management of Fractures and Dislocations– an Atls[M]. W.B.Saunders Co，1959.

[8] 胡友谷.腰椎间盘突出症 [M].2 版.北京：人民卫生出版社，1999.

[9] 赵玉学.颈椎病诊断与非手术治疗 [M].沈阳：白山出版社，1991.

[10] 张继祥.杨天鹏骨伤科治验真传 [M].太原：山西科学技术出版社，2012.

[11] 田纪军.错骨缝的诊断与治疗 [M]. 太原：山西科学技术出版社，1987.

[12] 胡耀民.人体解剖学标本彩色图谱 [M]. 广州：广东科技出版社，1998.

[13] 李庆涛.临床骨科康复治疗学 [M]. 北京：科学技术文献出版社，2009.

[14] 韦贵康.实用骨关节与软组织伤病学 [M]. 北京：人民卫生出版社，2009.

[15]John Gibbons.Functional Anatomy of the Pelvis and the Sacroiliac Joint– A practical Guide[M]. British，2017.

[16] 王亦璁，姜保国.骨与关节损伤 [M].5 版.北京：人民卫生出版社，2011.